外科临床实践与研究

平晓春 张 建 主 编

汕頭大學出版社

图书在版编目（CIP）数据

外科临床实践与研究 / 平晓春，张建主编． -- 汕头：
汕头大学出版社，2022.8
ISBN 978-7-5658-4781-3

Ⅰ．①外… Ⅱ．①平… ②张… Ⅲ．①外科学－研究
Ⅳ．① R6

中国版本图书馆 CIP 数据核字（2022）第 158530 号

外科临床实践与研究
WAIKE LINCHUANG SHIJIAN YU YANJIU

主　　编：平晓春　张　建
责任编辑：郭　炜
责任技编：黄东生
封面设计：梁　凉
出版发行：汕头大学出版社
　　　　　广东省汕头市大学路 243 号汕头大学校园内　邮政编码：515063
电　　话：0754-82904613
印　　刷：廊坊市海涛印刷有限公司
开　　本：710mm×1000mm　1/16
印　　张：11.75
字　　数：170 千字
版　　次：2022 年 8 月第 1 版
印　　次：2023 年 2 月第 1 次印刷
定　　价：98.00 元
ISBN 978-7-5658-4781-3

编委会

主　编　平晓春　张　建

副主编　赵志芳

前　言

随着科学技术的发展，现代医学也发生了日新月异的变化。外科作为临床医学中的一个重要分科，许多新技术、新方法、新观点应运而生，所以临床医生应该有坚实的理论基础、正确规范的诊疗方法、熟练的操作技巧。同时，因为外科又是一个风险较大的分科，所以更需要临床医生不断学习新技能、充实知识、规范操作手法、减少临床中的失误、提高医疗水平。为此，本书编者广泛收集国内外近期文献，认真总结自身经验，撰写了本书。

本书坚持面向临床，注重实用，坚持理论与实践相结合的原则，以临床中常见病、多发病为出发点，以诊断和治疗为中心，对临床上经常遇到的疑难问题和应用的重要治疗手段与方法等进行系统阐述，并侧重介绍当今外科领域的新知识、新理论和新技术。本书主要包括：急腹症的诊断与治疗、肠道肿瘤的诊断与治疗、颈椎疾病内镜手术治疗、腰椎疾病内镜手术治疗、骶椎损伤。

虽然本书的各位编者殚精竭虑，查阅了大量参考文献，期望能体现其先进性，但是水平有限，仍难免出现疏漏或偏颇。书中不妥之处，敬请广大读者批评指正。

目　录

第一章
急腹症的诊断与治疗

第一节　急性阑尾炎

急性阑尾炎是最常见的外科急腹症，自新生儿至 90 岁以上的人群均可发病，而以老年人最为多见，其发病率在文献统计中差别很大，数据自 1 ‰至 10 ‰均有报道，男性居多，男女比例为 2 ：1 ～ 3 ：1。阑尾切除术也为普通外科医生的基础手术。虽然在现代规范医疗机构中，急性阑尾炎的病死率已经非常低，仅为 1 ‰～ 5 ‰，但在临床实践中，由于病例数量大，临床表现多样，部分病例症状、体征并不典型，与其他急腹症难以鉴别，如消化道穿孔、急性盆腔炎、卵巢囊肿破裂出血等，且目前的影像学检查对未形成脓肿或穿孔的急性阑尾炎并无诊断优势，故经治大量病例所累积的临床经验非常重要。未能及时治疗的急性阑尾炎发生坏疽穿孔，可导致严重的急性腹膜炎甚至感染性休克，特别是在老年人、小儿和妊娠妇女中，可造成死亡或流产等严重后果。故急性阑尾炎虽为常见病、多发病，但对其的诊治绝不能掉以轻心。

在传统的经麦氏切口阑尾切除术中，由于阑尾解剖位置有很大个体差异，某些特殊位置阑尾如浆膜下阑尾、盲肠后位阑尾、腹膜外位阑尾、位于肝下的高位阑尾等，都可使寻找阑尾非常困难，几乎每一位普通外科医生都有在术中难以找到阑尾的经历。阑尾化脓或坏疽、穿孔，造成局部严重水肿粘连，未及时治疗的急性阑尾炎可形成脓肿或周围组织炎性包裹，反复发作的阑尾炎可在右下腹腔形成紧密粘连，肠管扭曲成团，以上情况都使局部解剖不清，给手术造成困难，且增加盲肠、回肠等相邻器官的损伤风险。感染较严重的阑尾切除术后，切口感染也很常见。常规 5～6 cm 或更小的麦氏切口，术野局限，无法直视探查大部分腹盆腔，在术前诊断有误而经麦氏切口手术时，很可能遗漏原发病，或需扩大切口，另作切口进行探查，造成较大创伤。

目前腹腔镜阑尾切除术已经广泛开展，大部分急性阑尾炎都可以行腹腔镜阑尾切除术，因其比传统开腹手术具有明显的优势，所以在有条件的医院已经成为常规首选术式。腹腔镜阑尾切除术通过 5 mm 和 10 mm 的腹壁套管操作，可酌情选择三孔法、双孔法或单孔法，腹壁创伤微小。腹腔镜在气腹造成的空间里可直视腹盆腔各部，比开腹手术更易于发现阑尾，故可避免反复翻找阑尾时可能造成的损伤。在阑尾异位或发生术前误诊的情况下，腹腔镜容易探明并酌情处理，可避免扩大切口，或帮助选择切口，从而避免扩大创伤。在腹腔镜直视下，用吸引器安全地对腹盆腔进行吸引和冲洗，避免因遗漏积脓而造成术后并发症。腹腔镜手术避免手术手套与腹膜及腹腔脏器接触，可明显降低腹腔粘连形成。因腹壁切口很小，即使在阑尾坏疽、穿孔的病例中，规范操作的腹腔镜阑尾切除术后也很少发生切口感染。

需注意的是，腹腔镜手术并不适用于所有急性阑尾炎病例，如休克、严重心肺功能障碍和局部粘连复杂的情况。故除腹腔镜手术技术外，更重要的是掌握其适应证和禁忌证，在术前选择适宜的术式，或在术中及时中转开腹。

一、病因

急性阑尾炎发病的根本原因是阑尾管腔梗阻和黏膜受损。阑尾为细长盲管结构，与盲肠腔相通，正常情况下有大量肠道细菌存在。当阑尾管腔发生梗阻，其黏膜分泌物排出不畅，致腔内压力增高，影响阑尾血运，此时细菌自受损黏膜入侵，引起急性感染。常见病因包括：阑尾腔粪石阻塞；阑尾黏膜下淋巴组织增大使管腔狭窄或阻塞；结肠肿瘤导致闭袢性肠梗阻时，阑尾腔因盲肠腔内压力增高而发生梗阻；回盲部结核致阑尾出口狭窄阻塞；先天性解剖特点如阑尾过长、系膜过短、形态扭曲、管腔远端大而近端细小；病毒感染导致的阑尾黏膜受损。消化道功能障碍常为急性阑尾炎的诱发因素，如腹泻和便秘。身体某部位发生感染时，可引起其他部位淋巴组织肿大，故急性阑尾炎可继发于其他部位感染，如继发于急性扁桃体炎。饮食习惯和遗传因素也与急性阑尾炎发病相关，多纤维素的饮食习惯可降低其发病率，而饮食无规律、冷热食共进和饮食过于辛辣刺激则易促其发病。

二、病理类型

（一）急性单纯性阑尾炎

急性阑尾炎病程早期，阑尾轻度充血水肿，质地稍硬，阑尾壁各层均可见炎性细胞浸润，以黏膜层最多。阑尾周围渗出少。此时阑尾感染尚不严重，无全身反应或仅有轻度全身反应，若给予及时的抗生素治疗，感染可以得到控制而炎症消退。

（二）急性化脓性阑尾炎

急性单纯性阑尾炎继续发展，血运障碍加重，阑尾感染及炎症加重致其明显充血水肿，表面可见较多脓性渗出，壁内大量炎性细胞浸润，形成多量大小不一的脓肿，阑尾腔内脓性分泌物聚集，积脓最多时可使阑尾膨大增粗。化脓性阑尾炎可引起腹腔局部积脓，局限性腹膜炎作为机体的防御反应，此时常有大网膜下移包裹化脓的阑尾，全身反应也加重。

（三）坏疽性阑尾炎

急性阑尾炎持续发展至阑尾血运完全阻断时，阑尾即出现部分或全部坏死，形成坏疽性阑尾炎。坏疽部位呈黑色，阑尾壁全层坏死，常合并穿孔，腔内积脓流出，可有粪石漏出，周围脓性渗出多量，使局限性腹膜炎范围扩大，大网膜和肠系膜、肠管常共同形成局部包裹，包裹组织明显充血水肿，内部可有多少不等的积脓，而包裹不佳时可致感染蔓延，形成弥漫性腹膜炎。坏疽性阑尾炎为急性阑尾炎发展至严重阶段，除局部体征明显外，全身症状也非常明显，可导致感染性休克甚至死亡。

（四）阑尾周围脓肿

急性阑尾炎进展至化脓、坏疽、穿孔时，多有大网膜移至局部，与周围肠管及肠系膜共同包裹成团，形成阑尾周围脓肿。随着病情进展的严重程度，阑尾周围脓肿可表现为多种组织不规则包裹的炎性团块，内部间有显微镜下可见的小脓肿，或包裹内部形成肉眼可见的积脓。此类脓肿不同于有完整囊壁的囊性脓肿，而是形成包裹的大网膜、肠管和肠系膜之间的积脓，内部有化脓或坏疽，穿孔的阑尾，或阑尾已完全坏死消融。脓肿形状不规则，积脓量也多少不一。

阑尾周围脓肿可通过 B 超、CT 等影像学检查诊断，较大的阑尾周围脓肿可在触诊中发现，为有明显触痛的质韧包块，边界不甚清楚，移动度小。若包裹形成良好，感染及炎症被局限，包裹内部积脓量少，可以通过抗生素和全身支持治疗控制感染，脓肿吸收、积脓量多则需手术或介入方法引流。阑尾周围脓肿处理不当时，可因内压增高而溃破，导致严重的弥漫性腹膜炎；也可能向邻近空腔脏器溃破形成内瘘，或向体表溃破形成窦道。包裹紧密的阑尾周围脓肿在术前诊断和术中，都可能与合并感染的肿瘤难以鉴别，特别是在老年患者中，应注意排除回盲部肿瘤。

三、临床表现

典型的急性阑尾炎临床表现包括转移性右下腹痛和右下腹压痛，但临床实际病例并非都具有典型表现，有时存在鉴别难度。需注意几种特殊患者，如老年人、儿童、孕妇和智力障碍人士等，其症状和体征可以不典型、不清晰，外观表现与病情严重程度可以分离，或存在交流困难不能配合体检，容易导致误诊，而病情突然加重造成严重后果。个别青壮年急性阑尾炎患者，病情也可以快速进展为感染性休克、多器官功能障碍综合征（MODS）的重症状态，故对每一例急性阑尾炎都不能轻视。

（一）腹痛

典型的转移性右下腹痛为先出现脐周或上腹部定位模糊的隐痛，后逐渐转为右下腹痛。腹痛多为胀痛或钝痛，病程初期疼痛轻至中度，可表现为阵发性加重，随阑尾化脓、坏疽的进展，腹痛程度加剧，阑尾穿孔后由于腔内压力降低，腹痛可暂时缓解，但因随之而来的腹膜炎，腹痛再次持续加重，范围扩大或弥漫全腹。部分急性阑尾炎患者并无转移性右下腹痛出现，而是直接出现右下腹隐痛或钝痛，随病程逐渐加重。

（二）全身症状

患者在发病早期多有乏力、食欲缺乏、恶心、呕吐症状，但呕吐多不剧烈。在单纯性阑尾炎阶段，患者也可仅有腹痛而无其他任何不适。当脓液聚集于盆腔或盆位阑尾的化脓性感染，可刺激直肠，引起腹泻或里急后重感。发热与阑尾炎症程度相关，单纯性阑尾炎阶段可无发热或仅有 38 ℃以内的低热，至化脓性阑尾炎和坏疽性阑尾炎阶段，患者多有超过 38 ℃的发热。当阑尾腔内积脓压力高、存在范围较大的下腹部腹膜炎或弥漫性腹膜炎时，可出现高热，严重者有寒战、神志淡漠，可发展至感染性休克和全身炎症反应综合征（SIRS）的重症状态。在个别急性阑尾炎病例中，阑尾的细菌或小脓栓可以经门静脉回流入肝，引起化脓性门静脉炎，患者有高热、寒战、肝区疼痛和轻度黄疸，此种情况可进一步发展为细菌性肝脓肿。

（三）体征

急性阑尾炎最重要的体征是右下腹压痛。固定的右下腹压痛在腹痛未转移至右下腹时即可存在。检查阑尾压痛的常用体表标志有麦克伯尼点（McBurney 点，简称麦氏点，右髂前上棘与脐连线的中外 1/3 处）和兰氏点（Lanz 点，左右髂前上棘连线的右 1/3 和中 1/3 交界处），急性阑尾炎的右下腹压痛最剧处多集中于此两点及其附近小片区域。无论阑尾位置如何，大多数急性阑尾炎病例都可查见右下腹固定压痛，此现象除与阑尾自身炎症和局部腹膜炎直接相关外，还与阑尾的内脏感觉神经与右下腹皮肤感觉神经进入同一脊髓节段有关，McBurney 点和 Lanz 点这种牵涉导致右下腹皮肤在阑尾炎发生时对痛觉过敏，在体检中表现为右下腹明显的压痛。当局限性腹膜炎或弥漫性腹膜炎时，除所涉及区域的腹膜刺激征外，压痛最剧部位仍在右下腹。在部分异位阑尾炎病例中，腹部压痛随阑尾位置也有变化，如盲肠后位阑尾炎在后腰部可查见压痛或叩痛，位于肝下的高位阑尾炎压痛区上移，但右下腹疼痛敏感区仍存在。在少见的先天性内脏转位不良患者中，若阑尾位于左下腹时，阑尾炎压痛最剧区域位于相应部位。腹部压痛程度与阑尾炎发展程度相关，在单纯性阑尾炎阶段，压痛较轻，而至化脓坏疽性阑尾炎阶段则程度加重。当形成阑尾周围脓肿时，可触及右下腹痛性包块，多在发病后 5～7 d。需注意腹壁肥厚的患者，当阑尾位置深或较低时，查明腹部压痛区较困难，不能以此认为体征不存在或轻微，应通过其他诊断要素综合判断。

一些特殊体位的检查在急性阑尾炎临床体检中并不常规使用，只在症状和体征不典型的病例中可能提供更多参考信息。现列举如下。

1. 结肠充气试验（Rovsing 征）

双手交替向上深压降结肠，将肠腔内气体推向盲肠，若引起右下腹痛则有参考意义。

2. 腰大肌试验

患者左侧卧位，使其右下肢向后过伸，若引起右下腹疼痛则有参考意义，且提示阑尾位置较深，多为盲肠后位阑尾。

3. 闭孔肌试验

患者仰卧位，右下肢屈曲内旋，若引起右下腹痛则有参考意义，且提示阑尾位置较低，靠近闭孔肌。

4. 直肠指诊

直肠右前壁触痛提示阑尾炎存在。直肠周围饱满灼热，提示盆腔脓肿形成。

四、辅助检查

（一）实验室检查

常用的实验室检查与急腹症常规检查相同，包括血细胞计数、尿常规、肝肾功能、血糖、电解质、凝血功能等。对育龄妇女应常规行血或尿 HCG 检查。白细胞升高和中性粒细胞比值升高最常见，而在急性阑尾炎初期白细胞数可能并不高出正常范围，对老年人，营养不良、免疫抑制和身体虚弱的慢性病患者，白细胞数可以没有明显升高，此时中性粒细胞比值上升也有诊断价值。病程中若升高的白细胞数突然下降，则是病情恶化出现脓毒症的表现。化脓的阑尾刺激输尿管时，尿液中可出现少量红、白细胞。食欲不振、恶心、呕吐可导致尿酮体升高和低钾血症。发生弥漫性腹膜炎或感染性休克的患者，化验结果可显示水电解质平衡紊乱。

（二）影像学检查

多数急性阑尾炎并无特异性影像学表现。常用 X 射线腹部平片、B 超和 CT

检查。腹部平片可以显示阑尾周围脓肿时阑尾区软组织闭块影和气影，B超和CT检查可以发现腹盆腔少量积液（积脓）、阑尾周围脓肿和明显肿胀的阑尾积脓。影像学检查的意义还在于提供鉴别诊断信息，如妇科急症、泌尿系结石、上消化道穿孔等。

五、诊断和鉴别诊断

急性阑尾炎诊断要素包括转移性右下腹痛或右下腹痛，右下腹压痛及白细胞、中性粒细胞比值升高。多数病例（约80%）具有以上要素。还需常规行X射线胸片检查，尿常规和泌尿系B超检查，育龄女性血或尿HCG检查及子宫双附件B超，以提供重要的鉴别诊断信息。

不具备典型临床表现的病例则需要依据病史和体征提示的信息，选择适当检查协助判断。怀疑存在急性阑尾炎但又未能明确诊断时，最重要的并非完全明确诊断，而是判断有无手术适应证，当患者已出现急性腹膜炎体征时，就应积极手术探查。可通过腹腔镜探查或剖腹探查明确诊断。腹腔镜探查创伤微小，比剖腹探查具有诸多优势，可以探查腹腔各区域及盆腔，明确诊断后也可以进行上腹部、下腹部或盆腔的腹腔镜手术，而不需要增加腹壁创伤。即使探查证实没有需要手术的急症，其微小创伤相比延误治疗的风险也是值得的。

急性阑尾炎很容易与其他急腹症混淆，与之鉴别的疾病很多，常见疾病如下。

（一）胃十二指肠溃疡穿孔

患者多有消化性溃疡病史或上腹痛史，发病时腹痛起自上腹，突然而剧烈。穿孔漏出液可能沿右结肠旁沟流至右下腹腔，出现右下腹局限性腹膜炎体征，存在弥漫性腹膜炎时体检可能难以查清腹痛最剧部位，容易与急性阑尾炎混淆。胃十二指肠溃疡穿孔的腹痛多持续而程度重，发病后较快出现弥漫性腹膜炎，体征明显，腹平片多可见膈下游离气体。

（二）急性胆囊炎

患者多有胆石症病史。当胆囊肿胀下垂位置较低时，可能表现为右下腹或稍高位置的压痛、反跳痛，但大多数急性胆囊炎体征仍集中于右上腹，Murphy征阳性，或可触及光滑圆形的肿胀胆囊，B超检查可明确诊断。

（三）急性胃肠炎

患者多有不洁饮食史，腹痛伴随呕吐、腹泻和发热，因肠道积气和痉挛可出现腹胀和位置多变的阵发性绞痛，程度可轻可重，体检可有多个部位轻压痛，且变化较大，一般没有固定压痛点，肠鸣音活跃。揉压腹部时患者不适感减轻，此点为内科腹痛与外科急腹症的重要区别。

（四）右侧输尿管结石

右侧输尿管结石是临床常见的与急性阑尾炎鉴别的疾病。结石在输尿管内下降时可引起剧烈的右下腹痛，多起病突然，没有转移性右下腹痛病史，疼痛中到重度，可为绞痛、钝痛或胀痛，并可向腹股沟区及会阴部放射，体检时可查见固定的右下腹压痛，尿常规检查可见血尿，血常规检查白细胞变化不明显，B超或肾、输尿管、膀胱X射线平片（KUB）可发现结石或轻度的输尿管梗阻。腹痛可自行缓解，或使用解痉药物缓解。

（五）异位妊娠破裂

对怀疑急性阑尾炎的育龄女性患者应常规进行血或尿HCG检查。异位妊娠破裂可引起下腹痛，体检可存在右下腹固定的压痛和反跳痛，与急性阑尾炎容易混淆。但一般没有转移性右下腹痛病史，血常规检查提示失血性贫血，量多时可引起失血性休克。B超可查见腹盆腔积液（积血）和子宫附件异常。

（六）右侧卵巢黄体破裂

对育龄女性应详细询问月经史，黄体破裂出血多发生在月经前 1～10 d，没有转移性右下腹痛病史，起病突然，多伴有恶心呕吐、肛门坠胀和少量阴道流血，疼痛持续，可存在右下腹固定的压痛和反跳痛，妇科检查有宫颈举痛，阴道后穹隆饱满，穿刺有不凝血，出血量多时可引起失血性休克，血常规检查见血红蛋白降低，B超可发现腹盆腔积液（积血）和卵巢异常。

（七）右侧卵巢囊肿蒂扭转

部分患者有发现卵巢囊肿病史，腹痛起病突然，疼痛剧烈，存在右下腹固定压痛和反跳痛，有时可触及肿物，B超可明确诊断。

（八）急性输卵管炎

患者可存在右下腹痛，发热和白细胞升高，右下腹压痛、反跳痛，与急性阑尾炎很容易混淆。但多数患者双侧下腹部均有压痛，且位置较低，当存在输卵管积脓时，因输卵管腔压力增高，疼痛剧烈，患者可大声呼号，辗转难安。妇科检查可触及盆腔有触痛包块，B超可显示输卵管增粗和积液及盆腔积液。

（九）急性盆腔炎

有下腹痛、发热和白细胞升高，可伴有尿频、尿痛、便秘、腹泻或里急后重，甚至可查见右下腹固定压痛和反跳痛，与急性阑尾炎容易混淆。但其腹部压痛位置多偏低，且包括双侧下腹部，妇科检查可见阴道充血、宫颈举痛、子宫压痛等。

六、手术治疗

阑尾切除术是治疗急性阑尾炎的根本方法，除以上情况外，均应采取积极的手术治疗。反复发作的急性单纯性阑尾炎也应积极手术。急性单纯性阑尾炎初次发作，但患者经常旅行，或即将进入医疗条件不完善地区时，如远洋航行或赴落后偏远地区，也应行阑尾切除术。经抗生素和液体支持治疗症状、体征无好转的阑尾周围脓肿应行手术或介入方法脓肿引流。

阑尾切除手术包括传统的开腹阑尾切除术和腹腔镜阑尾切除术。目前在有条件的医院，腹腔镜阑尾切除术已经成为常规首选术式，比开腹手术具有诸多优势。但腹腔镜手术并不能完全取代开腹手术。医生除掌握腹腔镜手术技术外，更重要的是在术前和术中判断其适应证和禁忌证。开腹手术与腹腔镜手术操作模式不同，但其包含的手术要点相同：①结扎离断阑尾系膜。②结扎离断阑尾根部，妥善处理残端。③吸尽腹腔积脓，酌情留置引流。④当阑尾情况与症状体征不符时，应进一步探查腹腔寻找原发病灶。

（一）开腹阑尾切除术

开腹阑尾切除术是治疗急性阑尾炎的基本手术，医生在开展腹腔镜阑尾切除术之前，应熟练掌握开腹阑尾切除术，并具备处理各种非典型情况的经验。

1. 麻醉

常用腰麻联合连续硬膜外麻醉，可兼顾起效快速和较长的麻醉持续时间。

2. 体位

直腿仰卧位。

3. 切口

最常用麦氏切口，即经麦氏点与脐至右髂前上棘连线垂直的切口，通常5～6 cm，其位置可依术前体检压痛点稍上移或下移。依据患者年龄和体型胖瘦、切口做适度调整，儿童患者切口可减小，而肥胖患者需扩大切口以暴露术野。经右腹直肌探查切口用于术前诊断不甚明确的手术，切口中点位置多选择平脐或稍向下，一般需＞8 cm，术中需要时可向上下延长。

注意：切口大小应以有效暴露术野为原则，不要为追求小切口而使暴露和操作困难，增加误伤和术后并发症风险，安全确切的手术操作永远是最重要的。

4. 手术步骤

第一，做皮肤切口，逐层进入腹腔，依次为皮肤、皮下脂肪、腹外斜肌腱膜、腹肌（包括腹外斜肌、腹内斜肌和腹横肌）、腹膜。其中腹肌层由术者和助手用止血钳呈垂直方向交替撑开，操作时注意控制深度，因局部腹膜炎腹膜水肿时，钳尖可能直接戳穿腹膜，容易误伤。其他层次选用手术刀、电刀或组织剪刀锐性切开，过程中随时处理出血点。切开腹膜前应使用交替钳夹动作以避免提起肠管，有时盲肠与右下腹膜紧贴时容易误切入盲肠腔。腹腔积脓多时，切开腹膜即有脓液冒出污染切口，切开前可用小纱布围绕切开处保护，先切开小口，伸入吸引器吸除大部分积脓，防止脓液漫溢。切开腹膜后可在其周边夹一圈切口巾保护。

第二，寻找阑尾，分离其周边粘连，辨清局部解剖结构。腹腔内操作尽量用器械进行，以减少手套表面对腹膜和脏器的摩擦，减少术后粘连。化脓、坏疽、穿孔的阑尾炎往往局部脓性渗出多，大网膜和周围器官包裹粘连，结构混乱难以辨清。此种急性炎症期的粘连并不紧密，用手指钝性分离较安全。几乎每一位普通外科医生都有找不到阑尾的经历，此时应避免漫无目地反复翻找，应辨清升结肠结肠带，沿其汇聚方向寻找阑尾根部，确认根部后一般都可寻见线索。无法寻见阑尾时，应考虑到浆膜下阑尾、腹膜外阑尾和高位阑尾等少见情况，暴露不佳时应果断延长切口，否则只会无谓地延长手术时间和增加误伤风险。

第三，游离阑尾后在其系膜根部钳夹两把止血钳，结扎离断阑尾系膜，系膜水肿严重结扎不确切时应缝扎止血。系膜宽厚时应分束结扎离断。在阑尾根部钳夹两把止血钳，在其中间离断阑尾，阑尾残端长约 0.5 cm 较适宜。结扎阑尾残端，现多用电刀烧灼残端，再荷包缝合包埋。荷包缝合也可在阑尾离断之前先进行，以便于牵拉，若荷包缝合有困难时，也可不包埋，或酌情用 8 字缝合或间断缝合浆肌层包埋。若阑尾根部已坏疽或充血水肿严重，不适于结扎，应用 8 字缝合、间断缝合或 U 形缝合关闭残端，再行浆肌层缝合加固。鉴于腹腔镜手术的经验，在残端结扎或缝合关闭切实的情况下，不缝合包埋也是安全的。结扎离断根部和系膜的顺序依手术具体情况而定，阑尾粘连严重时可用逆行切除法，先结扎离断根部后再逐次分离阑尾系膜。

第四，切除阑尾后应进一步清理腹腔积脓、脓苔和脱落的粪石，若包裹的大网膜已形成化脓感染灶应局部切除，不提倡大量冲洗以防感染扩散，可在局部用蒸馏水或甲硝唑小量冲洗后吸尽。因粪石中含菌量非常高，若遗落腹腔将形成感染源头，引起术后腹腔脓肿或腹膜炎迁延不愈等棘手的并发症，必须彻底清除。附着紧密的脓苔不需强行剥除。对腹腔渗出多或系膜、残端处理不甚满意的病例应留置引流管。

第五，切口缝合前应更换清洁的手套和器械，尽量使用抗菌可吸收缝线。缝合腹膜层后可用蒸馏水或聚维酮碘液冲洗切口，再缝合腹外斜肌腱膜层、皮下脂肪和皮肤。腹肌层交叉钝性撑开后会自然回缩，一般不需缝合，若开口较大可缝合一至两针，术中因扩延切口而切断的肌肉应予缝合，U 形缝合法牢固性更好。皮下脂肪层不厚时应与皮肤一层缝合，减少缝合层面和组织内缝线数量。皮下脂肪肥厚时应先用纱布尽量擦去脱落的脂肪粒，削除松散游离的脂肪团，并切实止血，缝合时应进针至脂肪层底部，不留无效腔，若腹壁脂肪厚度 > 4 cm，则最好留置切口内胶片引流，24 ~ 48 h 后拔除。使用钉皮前可减少切口内缝线，切口愈合后瘢痕更小，外观明显改善，但钉皮前应将脂肪层作少数几针缝合对拢对齐。注意切口保护和缝合方式，可以降低术后切口感染的发生率，但在化脓坏疽性阑尾炎开腹手术后切口感染率仍较高，可达 50 % 或更高。

（二）腹腔镜阑尾切除术

1. 适应证

急、慢性阑尾炎；妊娠 20 周以内发作的急性阑尾炎。

2. 禁忌证

严重心肺疾患；腹腔复杂手术史，存在广泛粘连；合并休克、严重水电解质平衡紊乱等的危重患者。

3. 麻醉

气管插管全身麻醉。

4. 体位与手术室布局

患者取仰卧位，手术开始后调至头低左倾位，以利于暴露回盲部。术者立于患者左侧，扶镜者立于术者右侧，显示器设置在术者对面。

5. 套管位置

套管位置可根据术者经验和患者体型等具体情况作适当调整，通常两套管之间距离至少 10 cm，以便于操作。

（1）单孔法：在脐上缘或下缘放置 10 mm 套管（观察孔及操作孔）。

（2）双孔法：在脐上缘或下缘放置 10 mm 套管（观察孔），麦氏点或耻骨联合上放置 10 mm 套管（操作孔）。

（3）三孔法：在脐上缘或下缘放置 10 mm 套管（观察孔及取标本孔），左右下腹部各放置 5 mm 套管（操作孔），具体位置根据阑尾位置和术者习惯调整。

常用麦氏点内下方和与其水平的腹正中线偏左侧 4～6 cm 处，较利于操作。两个操作套管之间应至少有 10 cm 距离。因取出阑尾方式不同，右下腹也可选用 10 mm 操作套管。

6. 手术步骤

（1）单孔法：仅适用于慢性阑尾炎和急性单纯性阑尾炎，阑尾及盲肠较游离，阑尾根部可提至脐孔处。在脐上缘或下缘作 1 cm 切口，切开皮下脂肪至腹白线，提起其两侧后剪开腹白线进入腹腔，置入带操作通道的 10 mm 腹腔镜建立气腹（开放法）。气腹压力成人 12～14 mmHg，儿童 9～11 mmHg。探查腹盆腔后经操作通道置入分离钳，确认阑尾根部游离度足以提至脐孔处后，钳夹阑尾尖端经脐孔提出体外，同时放尽气腹，在体外结扎离断阑尾系膜和根部，残端处理切实后松开钳夹，盲肠即滑回腹腔。再次建立气腹，腹腔镜探查腹腔无出血或其他异常后消除气腹，逐层缝合脐部套管孔。

（2）双孔法：仅适用于慢性阑尾炎和急性单纯性阑尾炎，阑尾及系膜较细长，可经 10 mm 套管孔提出体外者。在脐上缘或下缘以前述开放法置入 10 mm

观察套管并建立气腹，置入腹腔镜，在腹腔镜观察下于麦氏点置入 10 mm 操作套管。探查腹盆腔后经操作套管置入分离钳，钳夹阑尾尖端自操作套管孔提出体外，同时放尽气腹。在体外结扎离断阑尾系膜和根部，处理切实后松开钳夹，盲肠即滑回腹腔。重新建立气腹，腹腔镜再次探查腹腔无出血或其他异常后消除气腹，逐层缝合脐部套管孔。

（3）三孔法：适用于各期急性阑尾炎、阑尾周围脓肿，是最常用的方法。在脐上缘或下缘以开放法置入 10 mm 套管并建立气腹，置入腹腔镜，在腹腔镜观察下放置下腹部两个操作套管。先吸除腹盆腔积脓，全面探查腹盆腔，再开始分离阑尾及系膜。分离化脓或被包裹的阑尾时应用无损伤器械进行钝性分离，在清晰视野下小心进行，以免造成副损伤。浆膜下阑尾部分或全部位于盲肠浆膜下，可用剪刀剪开浆膜暴露，不要带电操作，以免损伤盲肠。盲肠后位和少见的腹膜外阑尾多需游离盲肠与侧腹壁附着部。

系膜可用丝线结扎后剪断，也可直接用超声刀或电凝器械离断，后者安全且可简化操作，特别适用于系膜明显水肿时，此时线扎法易切割组织且难以结扎牢固。阑尾根部用丝线结扎，拟离断处远端用丝线结扎或用钛夹、结扎锁夹闭，防止离断阑尾后粪石或脓液漏出污染腹腔。使用带电剪刀或超声刀离断根部，同时适度烧灼残端，使用带电器械时应注意短时间通电，并与肠壁保持距离，以免热损伤肠壁。阑尾残端处理切实后缝合包埋并非必须。怀疑止血不确切而系膜残端离肠壁很近时，可在镜下缝扎止血。阑尾根部肠壁水肿严重或已坏疽穿孔时，可在镜下进行 8 字或 U 形缝合关闭，怀疑阑尾残端结扎不确切时，应做缝合加固或包埋。镜下缝合技术对术者操作技巧要求很高。

阑尾切除后应再次探查腹腔，尽量吸尽腹盆腔积脓，可做局部冲洗，切除的阑尾必须装入标本袋经 10 mm 套管孔取出，以免污染套管孔。酌情经操作套管留置引流管。最后消除气腹，逐层缝合脐部套管孔。

腹腔镜阑尾切除术的中转开腹率，与术者的技术水平相关。若局部粘连复杂紧密，解剖结构不清，镜下处理有困难或不安全时，应果断中转开腹，不要无谓地延长手术和麻醉时间，增加副损伤和术后并发症风险。

7. 术后并发症

（1）切口感染：开腹阑尾切除术后切口感染主要见于化脓、坏疽、穿孔的阑尾炎。除术中注意各个环节的防止感染措施，术后还应每日换药仔细观察，酒精湿敷对部分出现红肿的切口有防止进一步化脓的作用，若切口红肿疼痛，按压有脓液溢出时，应拆除表层缝线，充分敞开引流，每日换药直至坏死组织排清，肉芽组织生长，切口逐渐愈合或行二期缝合。没有与腹腔内感染灶相通的切口感染一般限于腹外斜肌腱膜层以外，经积极换药都可愈合。而感染源头来自腹腔内（粪瘘或脓肿）的切口不会愈合，必须去除腹腔内感染源才可治愈。规范操作的腹腔镜阑尾切除术后切口感染非常少见，多发生在取出标本的套管孔，故取标本时必须装入清洁的标本袋以保护套管孔。若发生套管孔感染，经敞开换药很快可以愈合，若无好转时，应注意有无粪石残留于套管孔内。

（2）腹盆腔脓肿：化脓感染严重的阑尾炎，或已导致弥漫性腹膜炎时，腹盆腔积脓未清理干净或遗漏粪石，都可能引起术后腹盆腔脓肿形成。脓肿可位于盆腔、膈下或肠间。术后患者的发热、腹痛及白细胞升高无好转，并伴有恶心、呕吐、腹胀腹泻等消化道症状时应考虑此并发症。肠间脓肿局部有腹膜炎体征或触及包块，膈下脓肿可引起呃逆，盆腔脓肿可引起腹泻和里急后重感，直肠指诊可触及包块或局部压痛。B超或CT可发现脓肿。较小的脓肿经抗生素治疗后可吸收。脓肿较大而抗生素治疗无效时应行B超引导下的穿刺引流，可经腹壁、阴道或直肠进行。引流效果不佳时应行手术治疗。腹腔脓肿可能迁延不愈，治疗棘手。开腹手术14 d后因腹腔粘连已较紧密，再行腹腔手术将非常困难，腹腔镜手术的术后粘连则很轻微，故制定治疗方案时应考虑术式与治疗时机。

（3）肠瘘：术中损伤肠管而未发现，术后即形成肠瘘。化脓感染严重使肠壁组织水肿，结扎阑尾根部时结扎线切割肠壁，术后结扎线脱落即引起粪瘘。化脓坏疽性阑尾炎时附近盲肠壁可能存在小脓肿，术后可使肠壁破溃形成肠瘘。腹腔镜手术中电器械使用不当，造成肠壁热损伤，损伤处在术后逐渐坏死穿孔，形成肠瘘。阑尾切除手术所致的肠瘘一般位置较低，局限于右下腹，建立通畅引流后多可自愈。

（4）其他：阑尾切除术后腹腔出血，通常由阑尾系膜处理不当，阑尾动脉出血引起，除术中精心操作避免隐患外，术后应注意观察引流、心率、血压等，若明确诊断应尽快手术止血。阑尾残株炎与阑尾残端过长有关，被荷包包埋的阑尾残株炎可形成盲肠壁内脓肿，保守治疗无效时均需手术处理。

第二节　急性胆囊炎

一、病因机制

本病的主要病因是胆汁滞留和细菌感染。胆汁在胆囊内的滞留常为先驱的基本病变，而细菌感染为其后继变化，但少数急性胆囊炎可以无明显的胆囊胆汁滞留现象，而细菌感染似为急性胆囊炎的唯一原因，然而实际上某种程度的胆汁滞留仍可能存在，不过胆汁滞留的原因未能发现。所以，"胆汁滞留"继发感染、结石形成，可以认为是胆管病变的普遍规律。

（一）胆汁滞留

胆汁滞留原因为胆囊管机械性阻塞或胆囊排空功能紊乱。前者主要有结石嵌顿在胆囊颈部和胆囊管内，或胆囊管本身过于曲折，或胆囊管与胆总管的交角过于尖锐，甚至溃疡病引起的胆管粘连或怀孕所致的子宫增大，均可引起胆囊管的梗阻和胆汁滞留。至于胆囊排空的功能性障碍，多见于十二指肠溃疡、肾周围炎或慢性阑尾炎等，反射性地影响到胆囊管括约肌的运动功能，同时乳头括约肌则易处于痉挛状态，致整个胆管系统内可有胆汁滞留现象。

（二）细菌感染

胆囊内如有胆汁长期滞留和浓缩，本身即可刺激胆囊黏膜，引起炎性病变；如果再有继发的细菌感染，便可形成急性脓性胆囊炎。

（三）其他因素

第一，个别传染病，如流行性感冒、猩红热、伤寒、布氏杆菌病等，细菌也可经血行到胆囊引起急性非结石性胆囊炎。

第二，有的在严重创伤、烧伤后或与胆囊无关的大手术后发生急性胆囊炎，可能是禁食、麻醉剂、发热、脱水等诸多因素使胆囊胆汁更浓缩，胆囊排空延缓，胆汁滞留，囊壁受化学性刺激，再加以细菌感染而引起的急性胆囊炎。

第三，当胰酶反流入胆囊，被胆汁激活时可侵害胆囊黏膜引起急性炎症，急性胆囊炎合并急性胰腺炎也是这种原因。其他如妊娠期妇女由于性激素的影响，胆囊排空延缓，胆囊扩张，胆汁淤积也可诱发急性胆囊炎。

第四，免疫功能缺陷，如艾滋病（AIDS）可因感染巨细胞病毒或隐孢子菌等而发生急性胆囊炎；在应用抗菌药物发生变态反应后也可导致急性胆囊炎。

二、临床表现

（一）症状

急性胆囊炎往往以腹痛为首要症状，其疼痛部位以右上腹为主，持续性加重，伴有恶心、呕吐，疼痛时放射至右肩或右腰背部。

1. 结石性急性胆囊炎

以胆绞痛为主，非结石性急性胆囊炎以腹上区及右上腹持续性疼痛为主要临床表现。如果伴有左上腹或腰部明显疼痛，应考虑合并胰腺炎。

2. 胆囊化脓或坏疽

剧痛，有尖锐刺痛感，疼痛范围扩大，提示不仅炎症重，而且有胆囊周围炎乃至腹膜炎。疼痛可放射至胸前、右肩胛下部或右肩部，个别可放射至左肩部。腹痛如因身体活动、咳嗽或呕吐而加重，主要是腹膜刺激所致。由于是炎症性腹痛，患者仰卧位或向右侧卧位并大腿屈向腹部可减轻疼痛，腹式呼吸减弱。疼痛阵发加剧时，患者常显吸气性抑制。

3. 急性化脓性胆囊炎

随着腹痛的持续加重，轻者常有畏寒、发热的症状，若发展到急性化脓性胆囊炎，则可出现寒战、高热，甚至严重全身感染的症状。

4. 恶心和呕吐

恶心和呕吐是除腹痛外唯一有价值的症状。其出现可能是与胆囊压力迅速上升有关的反射现象。重症患者常反复呕吐，但不会变为粪性，呕吐也不能使腹痛减轻。患者常大便秘结，反复呕吐时也应想到胆囊管或胆总管结石的可能。

（二）体征

急性胆囊炎最常见和最可靠的体征是右上腹、上腹正中或两处均有压痛。出现压痛非常多见，以致对无压痛者应当怀疑此病的诊断。约半数患者在右上腹有肌紧张；严重患者有反跳痛。这些反映腹膜炎体征的检出率随疾病的进展而增加。15％～30％的病例可扪及肿大而有触痛的胆囊，并有典型的 Murphy 征（检查者用左手拇指轻按压胆囊下缘，嘱患者做深吸气使肝脏下移，因胆囊碰到拇指时感到剧痛，患者将有突然屏气或停止吸气现象），是确诊急性胆囊炎的可靠体征。胆囊区触及肿块者约占40％，该肿块可能是扩张的胆囊或因炎症反应而黏附在胆囊上的大网膜；而疾病晚期出现的包块则是发生了胆囊周围脓肿的标志。黄疸见于约10％的患者，一些患者主要由于急性炎症、水肿，波及肝外胆管而发生黄疸。可能与胆色素经受损的胆囊黏膜进入血液循环或由于胆囊周围炎症过程继发胆总管括约肌痉挛引起胆管系统生理性梗阻有关。黄疸的存在提示同时并存胆总管结石的可能性占胆囊炎病例的10％～15％。

三、辅助检查

（一）实验室检查

血常规检查主要表现为白细胞计数及中性粒细胞计数增高，白细胞计数一般为（10～15）×10^9/L，但在急性化脓性胆囊炎、胆囊坏死等严重情况时，白细胞计数可上升至20×10^9/L。50％患者的胆红素升高。1/3患者血清淀粉酶常呈不同程度升高，部分患者由于同时有急性胰腺炎，小结石从胆囊排出过程中可以引起急性胰腺炎，而胆管口括约肌部的炎症及水肿也可能是导致血清淀粉酶升高的原因。较多的患者表现有血清谷草转氨酶（SGOT）和血清谷丙转氨酶（SGPT）升高，特别是当有胆管阻塞及胆管感染时，SGPT升高更为明显，提示有肝实质的损害。血清碱性磷酸酶也可升高。

（二）超声检查

B超是急性胆囊炎快速简便的非创伤性检查手段，为首选检查方法。其主要声像图特征为：

（1）胆囊的长径和宽径可正常或稍大，由于张力增高常呈椭圆形。

（2）胆囊壁增厚、轮廓模糊，有时多数呈双环状，其厚度大于 3 mm。

（3）胆囊内容物透声性降低，出现雾状散在的回声光点。

（4）胆囊下缘的增强效应减弱或消失。

（三）CT 和 MRI 检查

CT 和 MRI 检查也是诊断胆囊病变的重要手段，并可排除鉴别相关病变。

四、并发症

急性胆囊炎期的主要严重并发症有以下几种。

（一）胆囊穿孔

胆囊是个盲袋，当胆囊管梗阻因急性炎症使胆囊内压力升高时，可引起胆囊壁的血液循环障碍、胆囊坏疽，并可发生穿孔。

（二）胆囊内瘘

胆囊内瘘最常见的为胆囊十二指肠瘘。较少见的横结肠、胃、小肠等也可与胆囊形成瘘。以相同的方式，胆囊可与胆总管或肝管形成瘘，使胆囊内的结石不经胆囊管而直接进入胆管内。胆内瘘多见于有长时间胆管病史的老年患者，约见于 1.5 % 的胆囊手术患者，但由于近年对胆囊结石的手术治疗采取较积极的态度，所以胆内瘘的发病率也有所减少。

（三）急性气肿性胆囊炎

这是急性胆囊炎的一种类型，但有一定的临床重要性。其特点是在一般的胆囊管梗阻和急性胆囊炎的基础上，胆囊壁的血液循环障碍，组织的氧分压低下，造成适合于厌氧性细菌如梭状芽孢杆菌生长的条件，因而厌氧菌在胆囊壁内滋生并产生气体，气体首先在胆囊壁内产生，然后沿组织的分隔向胆囊周围扩展。

五、诊断及鉴别诊断

（一）诊断

（1）突发的右上腹痛及右肩部放射痛。

（2）右上腹胆囊区有腹壁压痛和腹肌紧张，并有典型的 Murphy 征。

（3）白细胞计数常有增加，一般为（10～15）×10⁹/L 有时可高达 20×10⁹/L，表示胆囊可能已有蓄脓。

（4）患者常有轻度体温升高（38～39 ℃），但寒战高热不多见，有此现象时多表示已伴有胆管炎。

（5）少数病例发病 2～3 d 后可出现轻度黄疸（血清胆红素低于 3 mg/mL），为肝细胞有损害的表现，小便中的尿胆素原常有增加。

（6）其他肝功能也可能有一定变化，如 SGPT 可超过 300 U。

（7）影像学证据 B 超或 CT 检查有典型表现，但要指出，15 %～20 % 的患者临床表现可能较为轻微，或者症状发生后随即有所好转，以致有鉴别诊断上的困难。

（二）鉴别诊断

1. 胆囊扭转

既往有腹痛病史者很少见胆囊扭转，绝大多数是突发腹上区或右上腹痛，伴有恶心、呕吐，胆囊可触及肿块并有压痛。无全身症状及中毒症状，一旦绞窄引起腹膜炎，则全身症状明显，未合并胆总管病变时一般无黄疸。此种患者胆囊以"系膜"与肝脏相连，又称"钟摆胆囊"。

2. 十二指肠溃疡合并十二指肠周围炎

患者呈右上腹疼痛剧烈并持续加重，常常误诊为急性胆囊炎，但溃疡病患者有季节性发作，疼痛呈规律性，以夜间为重，服药或适当进食后可暂时缓解，多数患者有反酸史，Murphy 征阴性，可有潜血或黑便，血清胆红素无明显增高，X射线钡餐或胃镜检查是鉴别的主要方法。

3. 胃十二指肠溃疡急性穿孔

胃十二指肠溃疡急性穿孔发病较急性胆囊炎更突然，疼痛剧烈并迅速扩散至全腹。开始时发热不明显，甚至由于休克体温可低于正常。溃疡病穿孔患者腹膜刺激症状出现早并且非常明显，肝浊音界消失。腹部透视或平片常显示膈下有游离气体，可确诊。

4. 急性胰腺炎

急性胰腺炎和急性胆囊炎都可因饱餐或酒后发病，两病可同时存在。急性胰腺炎疼痛更为剧烈，尤其是出血坏死型胰腺炎，多为持续性胀痛，疼痛与触痛多位于上腹中部及左上腹，其次是右上腹和脐部，疼痛可放射至腰背部。呕吐常在腹痛后发生并且较重。绝大多数急性胰腺炎血清淀粉酶及其同工酶显著增高。B超和 CT 检查可帮助鉴别。

5. 肠梗阻

由于腹痛、恶心、呕吐及腹胀，可误诊为急性胆囊炎。其不同点是肠梗阻患者无特殊右上腹痛和触痛，Murphy 征阴性，也无右肩部放射痛。腹部立位平片可帮助鉴别。

6. 肝癌出血

大多数原发性肝癌患者有肝炎或肝硬化病史，破裂出血时多为全腹痛和腹膜刺激征。当破裂出血仅限于肝周时，其疼痛局限于右季肋部或右上腹，并可有右肩部放射痛，可误诊为急性胆囊炎。B超和 CT 检查可帮助鉴别。

六、治疗

急性胆囊炎的治疗应针对不同原因区别对待，对于结石性急性胆囊炎一般主张手术治疗，但手术时机的选择目前尚存在争论。一般认为，经非手术治疗，60 % ~ 80 % 的结石性急性胆囊炎患者病情可以得到缓解，然后再进行择期手术，择期手术的并发症及病死率远低于急性期手术。近年来，几组前瞻性随机研究表明，急性胆囊炎早期胆囊切除术（在诊断时即进行手术）优于急性发作解除后的择期胆囊切除术，其优点是并发症发生率明显降低，住院天数减少，并不再有发作出现。而对于非结石性胆囊炎的患者，由于其情况多数较为复杂，并发症较多，应及早手术。因此，急性胆囊炎患者对于手术时机的选择是非常重要的。

手术方法主要是胆囊切除术或胆囊造瘘术，如病情允许而又无禁忌证时，一般行胆囊切除术。但对高危患者，应在局麻下行胆囊造瘘术，以达到减压引流的目的。胆囊切除术是治疗最彻底的手术方式，在当前也是较安全的术式，总体手术病死率不足 1 %，但急性期手术病死率要稍高一些。

（一）胆囊切除术

1. 自胆囊颈开始的切除法（顺行）

如果胆囊周围的粘连并不严重，胆囊管与胆囊三角（Calot 三角）的解剖关系可以辨认清楚，则自胆囊颈部开始先分离出胆囊管并予以结扎切断，再辨认清肝右动脉分出的胆囊动脉，予以结扎、切断，则较容易提起胆囊颈部，将胆囊自胆囊床中剥离出并予以切除。需要注意的是，在胆囊切除过程中最严重的事故是胆总管的损伤，这是由于胆囊管与胆总管的解剖关系辨认不清，或在胆囊切除时将胆囊管牵拉过度，以致胆总管被拉成锐角，血管钳夹得太低，或因胆囊动脉出血时，盲目使用血管钳在血泊中夹钳，而致误伤胆总管，所以条件允许者先解剖出 Calot 三角中胆囊管、胆囊动脉与胆总管的关系，是防止误伤胆总管的根本保证，也是切除胆囊的常用方法。在解剖胆囊中发生大出血时，切勿在血中盲目钳夹，以致误伤胆总管、门静脉等重要组织。此时可先用左手示指伸入网膜孔，与拇指一起捏住肝十二指肠韧带中的肝固有动脉，使出血停止，再清理术野查明出血点所在，予以彻底止血。从肝床上剥离胆囊时，须仔细钳夹并结扎自接进入肝床的小血管支，并在胆囊窝放置引流，防止积血和感染。

2. 自胆囊底部开始的切除法（逆行）

若胆囊管和胆总管等组织因周围粘连过多而辨认不清，可以先自胆囊底部开始分离。若胆囊的边界不十分清楚，可以先切开胆囊底部，将左手示指伸入胆囊中，作为剥离胆囊的依据，正如剥离疝囊一样。做胆囊底部开始的切除术时出血可能较多，因胆囊动脉未能先行结扎，胆囊管的残端既可以因切除过多而伤及囊总管，也可能因切除不足而致残端过长，术后有形成残株综合征之虞，因在胆囊管残端中可有结石形成或继发感染，致有轻度不适，所以在胆囊周围粘连较多而必须做囊底。开始的胆囊切除，应紧贴囊壁做囊壁分离，以减少出血，而不一定要暴露右肝动脉，待胆囊颈部完全游离后，将囊颈向外牵拉暴露出胆囊管，随胆囊管向下追踪就可以找到胆总管，在认清胆囊管与胆总管和肝总管的关系后可以切断胆囊管，并切除胆囊。注意切断胆囊管时，应将胆囊管残端保留长些（保证胆囊颈管内无结石嵌顿），切勿将胆囊管牵拉过长，血管钳也不可夹得太低，以免损伤胆总管。

手术副损伤的一个重要原因是显露不佳，结构辨认不清。而急性胆囊炎多有胆汁淤积，胆囊胀大，影响视野，先从胆囊底部电灼截孔减压，粗丝线结扎闭合后，钳夹提起哈氏袋，因浆膜水肿，钝性游离胆囊三角（如指掐法），多可分清结构。胆囊周围的粘连找对层次，也可以钝性游离为主。常规放置腹腔引流管，防止积血积液及迷走胆管损伤后胆漏。此类胆漏只要引流通畅，短期内可自愈，患者无明显不适。

3.胆囊半切除术

胆囊半切除术适用于以下患者。

（1）胆囊的位置过深、粘连很多，导致从胆囊窝中剥离胆囊非常困难或出血过多者。

（2）胆囊壁已有坏死，不耐受切除者。

（3）患者的情况在手术过程中突然恶化，需要尽快结束手术者，可以选择做胆囊部分切除术，将胆囊底部、体部及顶部前壁、紧贴肝脏的胆囊窝予以切除，刮除后壁上的剩余黏膜，并结扎胆囊管，然后将留下的胆囊边缘用肠线相对缝合，其中插入一支导管引出体外作为引流。该导管常在术后第2周予以拔除，所余瘘口不久可以自动愈合。

4.胆囊部分切除术

成功的关键在于：

（1）在手术时胆囊颈必须予以结扎，否则有形成胆瘘的危险。

（2）胆囊后壁的黏膜必须刮除干净，或用碳酸或电烧灼予以烧毁，否则窦道也可能长期不愈。胆囊部分切除术虽不如全切除"正规"，但其疗效与全切除术无明显差异，较单纯胆囊造瘘术后须再次切除者显然更合理。故在胆囊周围粘连很多、炎症严重、胆囊管与胆总管的解剖关系辨认不清时，与其损伤胆总管或右肝管的危险而勉强做胆囊全切除术，不如知难而退，行胆囊部分切除术。外科医生应保持头脑清醒，临场时应该善于抉择。

（二）胆囊造瘘术

胆囊造瘘术适用于以下患者。

（1）病程已久，保守疗法无效，须做手术治疗而又不能耐受长时间手术者。

（2）术中发现胆囊已有蓄脓或穿孔，胆囊周围的炎症也很严重，不能做胆囊切除者。

（3）术中发现胆总管内有大量结石和严重感染，而患者病情又严重，不易或不耐受暴露胆总管做探查者。待病情好转后再择期做胆囊切除术或其他手术，后一种情况做胆囊造瘘术前，必须肯定胆囊管是否通畅，且结石的位置又在胆囊管水平以上者，方属有益。

决定做胆囊造瘘术时，应先对胆囊行穿孔减压。手术多采用距胆囊底最近的切口（有条件时经 B 超定位），如右肋缘下切口。在胆囊底部做双重荷包缝合线后于中心处抽吸减压，剪开小口探查胆囊，尽量取净结石，再插入 18 ～ 22F 的蕈状导管，收紧并结扎双重荷包缝线。然后使用温盐水冲洗胆囊，并观察有无漏液，有可能时将胆囊底固定于腹壁上，胆囊旁放置引流管。胆囊造瘘后如病情逐渐好转，一般在术后 2 ～ 4 周便可拔除导管，所留胆瘘多能自行愈合。术后 3 ～ 6 个月后应考虑再做胆囊切除术或其他手术，否则不仅胆囊炎有复发可能，胆管的其他病变也可能再度恶化。曾有做胆囊造瘘术的患者，发生胆囊癌的机会较多，这也是需要切除胆囊的另一理由。

如患者不能耐受手术，可在 B 超引导下行经皮经肝胆囊穿刺置管引流术，在一定程度上可缓解病情，条件允许时也可行腹腔镜胆囊切除术。需要再次强调，胆囊是整个胆管系统的一个组成部分，在处理胆囊病变时，如发现有胆管病变者切不可忘记同时做胆总管探查。即使患者的情况不允许做胆管病变（结石或癌肿）的彻底治疗，也必须尽可能放置一支"T"形管引流，以便术后通过"T"形管做胆管造影。必要时还应做 PTC 或 ERCP，然后在彻底了解胆系病变的基础上考虑选择正确的手术方案，方能使胆管的再次手术获得满意的疗效。

第三节　急性胰腺炎

急性胰腺炎（AP）是指胰腺及其周围组织被胰腺分泌的消化酶自身消化而引起的急性化学性炎症，临床表现以急性腹痛、发热，伴有恶心、呕吐、血尿淀粉酶升高为特征。大多数患者病程呈自限性，20 % ～ 30 % 的病例临床经历过凶险，总体病死率为 5 % ～ 10 %。AP 按病情程度可分为轻症急性胰腺炎（MAP）和重症急性胰腺炎（SAP）。轻症急性胰腺炎（MAP）无器官功能障碍和局部并发症，保守治疗效果好。重症急性胰腺炎（SAP）病情发展迅猛，并发症多，病死率高，短期内可引起多器官系统功能障碍，乃至衰竭而危及生命。

一、病因

（一）胆道疾病

胆道疾病在我国仍是主要的发病因素，胆石症、胆道感染、胆道蛔虫等均可引起 AP。胆道结石常是 AP 首发及反复发作的主要原因，发病机制主要为"共同通道学说"，也与梗阻或 Oddi 括约肌功能不全有关，导致胆汁或十二指肠液反流入胰管，激活消化酶，损伤胰管黏膜，进而导致胰腺组织自身消化而引起胰腺炎。兰基施（Lankisch）等总结过去 50 年各国关于 AP 的 20 项研究显示，胆道疾病是 AP 发病的首要原因，占 41 %。

（二）高脂血症

自克洛奇金（Klatskin）于 1952 年首次报道 1 例高脂血症胰腺炎以来，国内外学者对其进行了大量研究，发现高脂血症胰腺炎与甘油三酯有关，而与胆固醇无关。近年来随着我国居民饮食结构发生改变，动物性食物比例上升，使高脂血症引起的 AP 数量上升，国内有些报道认为，高脂血症已成为 AP 的第二位病因。目前，高脂血症引起 AP 的原因尚不明确，可能由于其导致动脉粥样硬化，使内皮细胞损伤，合成或分泌前列腺素（PGI_2）减少，可激活血小板，释放血栓素（TXA_2），使 PGI_2–TXA_2 平衡失调，胰腺发生缺血性损伤。另外高脂血症时血液黏稠度增加，有利于血栓形成；过高的乳糜微粒栓塞胰腺微血管或在胰腺中发生黄色胰腺毛细血管内高浓度的甘油三酯被脂肪酶水解，生成大量具有毒性的游离脂肪酸，引起毛细血管脂肪栓塞和内膜损伤，均可引起胰腺炎发作。随着人们生活水平的提高，高脂血症引起的 AP 患病率正逐渐增高，故在 AP 防治中应重视控制血脂水平。

（三）大量饮酒

酗酒是西方国家急、慢性胰腺炎的首要病因，在我国占次要地位。一般认为乙醇通过下列机制与酒精性胰腺炎有关：第一，刺激胰腺分泌，增加胰腺对 CCK 的敏感性，使胰液中胰酶和蛋白质含量增加，小胰管内蛋白栓形成，引起胰管阻塞，胰液排出受阻；第二，使胰腺腺泡细胞膜的流动性和完整性发生改变，线粒体肿胀，细胞代谢障碍，细胞变性坏死；第三，引起胆胰壶腹括约肌痉挛，导致胰管内压力升高；第四，引起高甘油三酯血症直接毒害胰腺组织；第五，刺激胃窦部 G 细胞分泌胃泌素，激发胰腺分泌；第六，从胃吸收，刺激胃壁细胞分泌盐酸，继而引起十二指肠内胰泌素和促胰酶素分泌，最终导致胰腺分泌亢进。

（四）暴饮暴食

暴饮暴食使短时间内大量食糜进入十二指肠，引起乳头水肿和 Oddi 括约肌痉挛，同时刺激大量胰液和胆汁分泌，进而由于胰液和胆汁排泄不畅时引发 AP。故养成良好的进食习惯非常重要，尤其对胆源道疾病的患者进行饮食指导可能对预防 AP 有重要作用。

（五）其他病因

包括药物、手术和创伤、感染、胰腺肿瘤、特发性胰腺炎等。

1. 药物

迄今为止已经发现超过 260 种药物与胰腺炎发病有关，常用药物如氢氯噻嗪、糖皮质激素、磺胺类、华法林、拉米夫定、他汀类药物等均能导致胰腺炎发生，其发病机制至今仍未完全阐明，其发病率呈逐年上升趋势。

2. 手术和创伤

胃、胆道手术或内镜逆行胰胆管造影术（ERCP）容易引发术后胰腺炎。

3. 感染

感染是 AP 的少见病因。现已发现细菌感染（伤寒杆菌、大肠杆菌、溶血性链球菌）、病毒感染（柯萨奇病毒、HIV、泛嗜性病毒、乙肝病毒）和寄生虫感染（蛔虫、华支睾吸虫等）均能引起胰腺炎。

4. 胰腺肿瘤

胰腺或十二指肠附近的良恶性肿瘤压迫导致胰管梗阻、胰腺缺血或直接浸润胰腺激活胰酶均可诱发 AP。

5. 特发性胰腺炎（IAP）

部分胰腺炎未能发现明确病因，临床上称为特发性胰腺炎。

二、病理生理

正常情况下，胰液中的胰蛋白酶原在十二指肠内被胆汁和肠液中的肠激酶激活后，具有消化蛋白质的作用。如果胆汁和十二指肠液逆流入胰管，胰管内压增高，使腺泡破裂，胰液外溢，大量胰酶被激活。胰蛋白酶又能激活其他酶，如弹性蛋白酶及磷脂酶 A。弹性蛋白酶能溶解弹性组织，破坏血管壁及胰腺导管，使胰腺充血、出血和坏死。磷脂酶 A 被激活后，作用于细胞膜和线粒体膜的甘油磷脂，使其分解为溶血卵磷脂，后者可溶解破坏胰腺细胞膜和线粒体膜的脂蛋白结构，致细胞坏死，引起胰腺和胰周组织的广泛坏死。饮酒能刺激胃酸分泌，使十二指肠呈酸性环境，刺激促胰液素分泌增多，使胰液分泌增加。乙醇还可增加 Oddi 括约肌阻力，或者使胰管被蛋白阻塞，导致胰管内压和通透性增高，胰酶外渗引起胰腺损伤。乙醇还可使自由脂肪酸增高，其毒性作用可引起胰腺腺泡细胞和末梢胰管上皮细胞损害。氧自由基损伤也是乙醇诱发胰腺损伤的机制之一。此外，细胞内胰蛋白酶造成细胞的自身消化也与胰腺炎发生有关，人胰腺炎标本的电镜观察发现细胞内酶原颗粒增大和较大的自身吞噬体形成。另外，脂肪酶使脂肪分解，与钙离子结合形成皂化斑，可使血钙降低。大量胰酶被吸收入血，使血淀粉酶和脂肪酶升高，并可导致肝、肾、心、脑等器官损害，引起多器官功能障碍综合征。

三、临床表现

AP 发病多较急，主要表现有腹痛、腹胀、腹膜炎体征及休克等，因病变程度不同而使临床表现复杂。

（一）腹痛

不同程度的腹痛常在饱餐或饮酒后 1 ～ 2 h 突然起病，呈持续性，程度多较重，也可因结石梗阻或 Oddi 括约肌痉挛而有阵发性加剧。腹痛位于上腹正中或偏左，有时呈带状，并放射到腰背部、左肩，患者常喜弯腰前倾，一般镇痛剂不能使疼痛缓解。腹痛原因包括胰腺肿胀，包膜张力增高，胰胆管梗阻和痉挛，腹腔化学性物质刺激和腹腔神经丛受压。

（二）恶心、呕吐

90 % 以上患者在起病时频繁恶心、呕吐，呕吐后腹痛并不减轻，病程初期呕吐为反射性，呕吐物为食物和胆汁，至晚期因胰腺炎症渗出致麻痹性肠梗阻，呕吐物可有粪臭味。

（三）发热

根据胰腺炎的发病原因和是否继发感染，患者可出现不同程度的发热。若为胆源性胰腺炎，胆道感染可有寒战、高热的症状。MAP 多为中等程度发热，体温一般不超过 38.5 ℃，SAP 体温常超过 39 ℃。早期的发热是由于组织损伤及代谢产物引起，后期发热常提示胰周感染、脓肿形成或其他部位如肺部感染的存在。若继发感染发生得较晚，病程中可有一个体温下降的间歇期。

（四）黄疸

胆源性胰腺炎时胆道感染、梗阻、胰头水肿造成胆总管下端梗阻，或 Oddi 括约肌痉挛水肿，都可引起梗阻性黄疸。病程长、感染严重者，可因肝功能损害而发生黄疸。

（五）休克

休克为 SAP 的全身表现，患者烦躁、出冷汗、口渴、脉细速、四肢厥冷、呼吸浅快、血压下降、尿少，进一步发生呼吸困难、发绀、昏迷、血压测不到、无尿等，主要原因是胰酶外渗、组织蛋白分解、多肽类物质释放使毛细血管通透性增加，腹膜及胰周组织受到刺激，大量组织液渗出至腹膜后和腹腔内，导致血容量大量减少。

（六）体征

1. 腹膜刺激征

MAP 时腹部压痛轻，局限于上腹或左上腹，肌紧张不明显。SAP 时有明显的腹部压痛，范围广泛可遍及全腹，腹肌紧张明显。

2. 腹胀、肠鸣音消失

腹膜后渗液、内脏神经刺激、腹腔内渗液导致肠麻痹，引起腹胀，随之肠鸣音消失。

3. 腹水

MAP 一般无腹水或仅有少量淡黄色腹水。SAP 腹水多见，可从淡黄色、粉红色至暗红色，颜色深浅常可反映胰腺炎症的程度，腹水内胰淀粉酶通常很高。

诊断性腹腔穿刺抽出血性腹水对 SAP 有诊断价值。

4. 皮下出血征象

皮下出血征象较少见，仅发生于严重的 SAP，在起病数日内出现，常伴有血性腹水。其发生机制为含有胰酶的血性渗液沿组织间隙到达皮下，溶解皮下脂肪，发生组织坏死、毛细血管破裂出血，表现为局部皮肤青紫色瘀斑。发生在腰部两侧的皮肤瘀斑称为 Grey-Turner 征，发生在脐周者称为 Cullen 征。

5. 腹部包块

部分患者由于胰腺水肿增大，小网膜囊积液，胰腺周围脓肿或假性胰腺囊肿形成，在上腹部可扪及边界不清，有压痛的肿块。

四、辅助检查

（一）血清酶学检查

强调血清淀粉酶测定的临床意义，尿淀粉酶变化仅作参考。血清淀粉酶活性高低与病情不呈相关性。AP 血清淀粉酶升高始于发病后 1 ～ 3 h，24 h 达到高峰，超过 500 U/dL（Somogyi 法）有诊断意义，72 h 后降至正常；尿淀粉酶升高始于发病后 24 h，可持续 1 ～ 2 周，超过 250 ～ 300 U/dL（Somogyi 法）有诊断意义。血清淀粉酶持续增高要注意病情反复、并发假性囊肿或脓肿、存在结石或肿瘤、肾功能不全、巨淀粉酶血症等。要注意鉴别其他急腹症引起的血清淀粉酶增高。血清脂肪酶活性测定具有重要临床意义，尤其当血清淀粉酶活性已经下降至正常，或其他原因引起血清淀粉酶活性增高时，血清脂肪酶活性测定有互补作用。血清脂肪酶活性与疾病严重度也不呈正相关。

（二）血清标志物

推荐使用 C 反应蛋白（CRP），发病 72 h 后 CRP > 150 mg/L 提示胰腺组织坏死。动态测定血清白细胞介素 -6（IL-6）增高提示预后不良。

（三）影像学诊断

在发病初期 24 ～ 48 h 行 B 超检查，可以初步判断胰腺形态变化，同时有助于判断有无胆道疾病。但受 AP 时胃肠道积气影响，B 超可能不能做出准确判断，故推荐 CT 作为诊断 AP 的标准影像学方法，必要时可行增强 CT 或动态增强 CT 检查，根据炎症程度分为 A ～ E 级（Balthazar 分级）。A 级：正常胰腺。B 级：胰腺实质改变，包括局部或弥漫性腺体增大。C 级：胰腺实质及周围炎症改变，胰周轻度渗出。D 级：除 C 级外，胰周渗出显著，胰腺实质内或胰周单个液体积聚。E 级：胰腺或胰周有 2 个或多个积液区，有不同程度的胰腺坏死。

五、诊断

以上腹痛为主诉的急腹症患者均需考虑急性胰腺炎可能，并进行相关检查，常规有血清淀粉酶检查和 B 超或 CT 检查。根据临床表现，实验室检查和影像学检查诊断并不困难。

六、治疗

因生长抑素类药物和外科营养支持的发展，现在 MAP 的治疗效果普遍较好。而 SAP 病情重，临床变化多样，存在较大的个体差异，虽经国内外学界多年探索，但仍属复杂而疑难的临床问题，其治疗观点近年来也多有变化。AP 的基本治疗要点如下。

（一）发病初期的处理和监护

发病初期的处理和监护目的是纠正水、电解质紊乱，支持治疗，防止局部及全身并发症。内容包括血、尿常规检查，粪便隐血、血糖、肝肾功能、血脂、血清电解质测定，血气分析，心电监护，中心静脉压（IVP）测定，动态观察腹部体征和肠鸣音变化，记录 24 h 出入量。上述指标可根据患者具体病情做选择。常规禁食，对有严重腹胀、麻痹性肠梗阻者应留置胃管胃肠减压。在患者腹痛减轻或消失、腹胀减轻或消失、肠道动力恢复或部分恢复时可以考虑恢复流质饮食，开始以碳水化合物为主，逐步过渡至低脂饮食。血清淀粉酶活性不作为恢复饮食的判断指标。

（二）补液

补液量包括基础需要量和丢失液体量及继续丢失量，并根据间断复查实验室指标，调整水、电解质和酸碱平衡。

（三）镇痛

AP 诊断明确后，腹痛剧烈时可给予镇痛治疗，在严密观察病情下，可注射盐酸哌替啶。不推荐应用吗啡或胆碱受体拮抗剂，如阿托品、山莨菪碱等，因前者会收缩壶腹部和十二指肠乳头括约肌，后者则可能诱发或加重肠麻痹。

（四）抑制胰腺外分泌和应用胰酶抑制剂

生长抑素类药物可以有效抑制胰腺外分泌，其已成为 AP 治疗的重要措施。H_2 受体拮抗剂和质子泵抑制剂可通过抑制胃酸分泌间接抑制胰腺分泌，并可预防应激性溃疡。蛋白酶抑制剂主张早期、足量应用，可选用加贝酯等。

（五）血管活性物药物

由于微循环障碍在 AP 发病中起重要作用，推荐应用改善胰腺和其他器官微循环的药物，如前列腺素 E_1 制剂、血小板活化因子拮抗剂、丹参制剂等。

（六）抗生素应用

对非胆源性 MAP 不推荐常规使用抗生素，而对胆源性 AP 应常规使用抗生素。AP 感染的致病菌主要为革兰氏阴性菌和厌氧菌等肠道常驻菌。使用抗生素应选用抗菌谱以革兰氏阴性菌和厌氧菌为主，脂溶性强，能有效通过血胰屏障的种类。推荐甲硝唑联合喹诺酮类药物为一线用药，疗效不佳时改用其他广谱抗生素，疗程不宜超过 14 d，否则可能导致二重感染。要注意真菌感染的诊断，如无法用细菌感染来解释的发热等表现，应考虑到真菌感染可能，可经验性应用抗真菌药，同时进行血液或体液真菌培养。

（七）营养支持

MAP 患者只需短期禁食，可仅需短期的肠外营养支持。SAP 患者常先施行全肠外营养支持，待病情趋向缓解，则过渡至肠内营养支持。肠内营养支持时需将鼻饲管放至 Treitz 韧带远端，输注能量密度为 4.187 J/mL 的要素营养物质，若能量不足可辅以部分肠外营养支持。应注意观察患者反应，如能耐受则逐渐加大肠内营养支持剂量。应注意补充谷氨酰胺制剂。对于高脂血症患者，应减少脂肪类物质的补充。进行肠内营养支持时，应注意患者的腹痛、肠麻痹、腹部压痛等胰腺炎症状和体征是否加重，并定期复查电解质、血脂、血糖、总胆红素、血清蛋白、血常规及肝肾功能等，以评价机体代谢状况，调整营养支持剂量。

（八）免疫增强剂

对于重症病例，可选择性使用胸腺肽等免疫增强制剂。

（九）预防和治疗肠道衰竭

对于SAP患者，应密切观察腹部体征和排便情况，监测肠鸣音变化。早期给予促肠道动力药物，包括生大黄、硫酸镁、乳果糖等，给予微生态制剂调节肠道菌群；应用谷氨酰胺制剂保护肠道黏膜。同时可应用中药外敷，如芒硝。病情允许时应尽早恢复流质饮食或实施肠内营养支持，对预防肠道衰竭具有重要意义。

（十）中医中药

单味中药如生大黄，复方制剂如清胰汤、柴芍承气汤等被临床实践证明有效。中药制剂通过降低血管通透性、抑制巨噬细胞和中性粒细胞活化、清除内毒素而达到治疗功效。

（十一）胆源性AP的内镜治疗

对于怀疑或已经证实的胆源性AP，如果符合重症指标，和（或）存在胆管炎、黄疸、胆总管扩张，或最初判断是MAP，但在治疗中病情恶化，应首选内镜下乳头括约肌切开术（EST）和鼻胆管引流。

（十二）并发症的处理

并发症的处理是AP治疗中较困难和复杂的部分，并发症多发生于SAP种类多样，个体差异较大。急性呼吸窘迫综合征（ARDS）是AP的严重并发症，治疗包括机械通气和大剂量、短程应用糖皮质激素，如甲泼尼龙，必要时行支气管镜肺泡灌洗术。对急性肾衰竭主要采取支持治疗，稳定血液循环，必要时透析。低血压与高动力循环相关，治疗包括密切的血流动力学监测，静脉补液和使用血管活性药物。AP有胰液周围积聚者，部分会发展为假性胰腺囊肿，应密切观察，部分病例可自行吸收，若假性囊肿直径＞6 cm，且出现周围压迫症状，可行穿刺引流或外科手术引流。胰腺脓肿是外科手术的绝对指征。上消化道出血可应用制酸剂，如 H_2 受体拮抗剂和质子泵抑制剂。

（十三）手术治疗

手术治疗主要针对 SAP，而确定其手术时机和手术方式仍是临床疑难问题，观点不甚统一。而对处于高度应激状态的 SAP 患者实施手术，创伤大、风险高，更应慎重决定。现在较多支持的观点包括对胆源性 SAP 伴有胆道梗阻和胆管炎但无条件行 EST 者，经积极保守治疗 72 h 病情未有好转者，出现胰周感染者应予手术干预。

1. 手术步骤

（1）切口

上腹正中纵向切口对腹腔全面探查的灵活性较大，组织损伤小，但对暴露全部胰腺，探查腹膜后间隙和清除坏死组织较困难，在切口开放者或栅状缝合者更易发生肠道并发症。两侧肋缘下切口可以良好暴露全部胰腺，有利于清理两侧腹膜后间隙的坏死组织，且网膜与腹膜缝闭后，将小肠隔离于大腹腔，对横结肠系膜以上的小网膜囊可以充分引流或置双套管冲洗，若须重置手术，肠道损伤机会也减少。近年来一些有经验的医生倾向于选择两侧肋缘下切口或横切口。

（2）暴露胰腺

进入腹腔后先检查腹腔渗液，包括渗液量、性状及气味，抽取渗液做常规、生化、淀粉酶、脂肪酶检查和细菌培养。之后尽可能吸尽渗液，切开胃结肠韧带即可显露胰腺。

（3）确定胰腺坏死部位及坏死范围

发病 3 d 内的手术，判断胰腺坏死部位和范围仍然是关键问题，也是当前尚未解决的问题。胰腺坏死范围一般分为局灶坏死（30%），大片坏死（50%～75%）和次全、全部坏死（75%～100%）。也有以切除坏死组织的湿重区别程度，即局灶坏死（切除坏死组织湿重＜50 g），大片坏死（＜120 g），次全坏死（＜190 g），超过 190 g，其中未检查到有活力组织者为完全坏死。

（4）胰腺坏死组织清除

用指捏法清除坏死组织，保护目测大致正常的组织。清除坏死组织无须十分彻底，对肠系膜根部的坏死组织切忌锐性解剖或试图完全清除，这样很可能会误伤肠系膜上动、静脉，发生致死性危险，明智的做法是任其自行脱落，经冲洗排出。无效腔内应彻底止血，以免术中或术后发生大出血。清除的坏死物应称湿重并记录，以判断坏死范围，同时立即送细菌学检查，做革兰氏染色涂片和需氧菌、厌氧菌培养。标本需做病理检查，以进一步判断坏死程度。

胰腺坏死严重者往往在胰周和腹膜后间隙存留有大量渗出物，其中富含血管活性物质和毒素、脂肪坏死组织，故在清除胰内坏死组织的同时还应清除胰周和腹膜后间隙的坏死组织。探查腹膜后间隙时对胰腺头、颈部病变主要分离十二指肠结肠韧带，游离结肠肝曲、右侧结肠旁沟、肠系膜根部和肾周围；胰体尾部病变累及脾门、肾周围时，应游离结肠脾曲和左侧结肠旁沟、肠系膜根部。凡属病变波及范围均应无遗漏地探查，清除坏死组织，吸尽炎性渗液，特别应注意肾周围及两侧结肠后间隙的探查和清理。

（5）局部灌洗腔形成

将胰内、胰周和腹膜后间隙的坏死组织、渗出物清理后，用大量生理盐水冲洗坏死无效腔。缝合胃结肠韧带，形成局部灌洗腔。

（6）引流和灌洗

单纯胰腺引流目前已无人采用，无论胰腺坏死组织清除后或是胰腺规则性切除术后都必须放置引流和（或）进行双套管灌洗，放置位置包括小网膜囊，腹膜后间隙或结肠旁沟。胰腺广泛坏死者还须进行"栽葱"引流。有胆囊和胆总管结石并伴有黄疸，又不允许施行胆囊切除者应切开胆囊或胆总管取石，放置胆囊引流和胆总管 T 管引流，术后冲洗小网膜囊平均需 25 d，根据坏死范围大小而有不同，局灶性坏死平均 13 d，大片坏死平均 30 d，次全或全部胰腺坏死平均 49 d，最长 90 d。灌洗液体量局灶性坏死平均 6 L/24 h，大片、次全或全部坏死平均 8 L/24 h，最多可达 20 L/24 h。冲洗液体可以是等渗或稍高渗的盐水。停止灌洗的指征为吸出液培养无菌生长；组织碎片极少或未见（＜ 7 g/24 h）；淀粉酶同工酶和胰蛋白酶检查阴性。

（7）三造口术

指胆囊造口，胃造口和空肠造口。由于急性坏死性胰腺炎伴有肠梗阻、肠麻痹，特别是十二指肠空肠曲近端胃肠液潴留，胃液、胆汁和十二指肠液淤积，且胃肠道梗阻往往持续数周甚至数天，三造口术即针对此状况。近年来由于肠外营养支持的质量不断提高，加之三造口术在病变剧烈进展期难以达到预期目的，反而增加并发症危险，故而主张选择性应用。

（8）腹壁切口处理

急性坏死性胰腺炎病理变化复杂，尚无一种手术能将本病一次性治愈。胰腺坏死清除术辅以坏死区冲洗虽然手术次数减少，但再次乃至多次手术仍难避免。胰腺早期规则性切除术结果更差，据统计其再次手术的次数较坏死清除术更多。再次和多次坏死组织清除手术需要多次打开腹部切口，针对此点，提出对腹壁切口的3种不同处理方法。

①如前所述将坏死区做成灌洗腔，插入两根粗而软的双套管，持续灌洗引流，切口缝合。

②用不易粘连的网眼纱布覆盖内脏，再以湿纱垫填充于腹内空间和腹壁切口，腹壁切口不缝合，或做全层栅状缝合数针固定。根据病情需要，定期更换敷料。此法可动态观察病情，及时清除不断形成的坏死组织，进行局部冲洗，避免多次切开、缝合和分离粘连。但每次更换敷料均需在全麻下进行，切口形成肉芽创面后方可能在病房内更换敷料。此法仅适用于胰腺坏死已有明显感染，胰腺脓肿形成，或有严重弥漫性腹膜炎的病例。

③胰腺坏死组织清除后，切口开放，填塞敷料，然后盖以聚乙烯薄膜，在腹壁安装尼龙拉链闭合切口。此法优点与切口开放填塞法相同，更因有拉链闭合切口，减少了经蒸发丢失的液体量。但反复全身麻醉，出血、肠瘘、感染等严重并发症风险也决定了此类方法必须严格选择病例，不可轻率施行。

2. 术中要点

（1）胰腺坏死组织清除术的关键步骤是有效清除胰内、胰周和腹膜后间隙坏死组织及感染病灶，保护仍有活力的胰腺组织，尽量用手指做钝性分离，保护主要血管。肠系膜根部周围的坏死组织无须分离，切忌追求彻底清除而导致术中或术后大出血。必须彻底止血，必要时结扎局部主要供血血管，但若为肠系膜根部血管受累，只能修补不可结扎。

（2）选择引流管质地应柔软，以避免长期使用形成肠瘘。有严重腹膜炎时腹腔应灌洗1～3 d。腹膜后间隙坏死，感染严重时应做充分而有效的引流。

（3）为不可避免的再次手术或重复手术所设计的腹部开放填塞或腹壁安装拉链术，要注意严格选择病例，不宜作为常规方式。

3. 术后处理

（1）患者需 ICU 监护治疗。

（2）应用抗生素防治感染。选择广谱、对需氧及厌氧菌均有效的药物，或联合用药。

（3）严密监测主要脏器功能，及时治疗肺、肾、心及脑功能不全。若有指征及时应用呼吸机辅助呼吸，观察每小时尿量及比重，观察神志、瞳孔变化。

（4）肠外营养支持，一旦肠功能恢复，即逐渐过渡至肠内营养支持。

（5）持续双套管冲洗，严格记录出入量，测量吸出坏死组织重量，吸出液行细菌培养，以决定何时停止冲洗。

（6）发现需要再次手术的指征，主要是经过坏死组织清除及冲洗，症状一度缓解却又再度恶化，高热不退，局部引流不畅。

（7）若发现无效腔出血，应停止冲洗，出血量不大时可采用填塞压迫止血，出血量大则应急诊手术。

（8）发现继发性肠瘘，应立刻进行腹腔充分引流。

（9）主要并发症如下。

①感染：坏死性胰腺炎手术中胰腺坏死组织细菌培养阳性率为 62.8 %。手术引流不畅或感染进展时，细菌培养阳性率增高，术中培养阳性者病死率比培养阴性者高 1 倍。感染未能控制，发生脓毒血症者则存活率很低。

②出血：往往由于术中企图彻底切除坏死组织或坏死、感染侵蚀血管引起。预防方法是术中对血管周围或肠系膜根部的坏死组织不必彻底清除，及时发现和处理出血。若发生大出血则病死率接近 40 %。

③肠瘘：肠瘘包括小肠瘘和结肠瘘，是最常见的并发症之一。约 1/10 的患者发生肠瘘。与坏死病变侵蚀，反复行胰腺坏死组织清除术，或切口开放有关。

④胰瘘：坏死性胰腺炎术后约 8 % 的病例发生胰瘘，经充分引流，多可自行愈合。超过半年不愈合者应手术治疗。

⑤假性胰腺囊肿：多在 SAP 发病 4 周以后形成，是由纤维组织或肉芽组织囊壁包裹的胰液积聚。直径＜ 6 cm 无症状者可不处理，若发生感染或＞ 6 cm 者，需做 B 超或 CT 引导下的介入引流，或手术行内引流或外引流。

第二章
肠道肿瘤的诊断与治疗

第一节　小肠肿瘤

一、概述

小肠肿瘤的发病率低，但近年呈现不断上升趋势。小肠恶性肿瘤少见，占胃肠道恶性肿瘤的 2 %。恶性肿瘤患者的自然病程和预后取决于不同的组织学亚型，总体生存率约为 50 %。小肠良性肿瘤多无症状，发病率很难确定，通常在行影像学检查、内镜检查、手术或活检时偶然发现。小肠肿瘤有 40 余种不同的病理组织学类型，95 %以上是腺癌、神经内分泌肿瘤、间质瘤（GIST）或淋巴瘤。因小肠肿瘤的罕见性和多样性及症状和体征的非特异性，其诊断非常困难。

二、危险因素

病因仍未明确，但已经发现一些易感因素和基因。

（1）遗传性非息肉病性结直肠癌（HNPCC）患者一生中患小肠癌（通常是十二指肠癌和空肠癌）的风险是 1 %。

（2）家族性腺瘤性息肉病（FAP）也可在小肠发生腺瘤样息肉，特别是十二指肠。FAP 患者行全结肠切除术后第一大死因是壶腹周围癌，比例为 2 %～5 %，是一般人群壶腹周围癌发病风险的 330 倍。

（3）波伊茨 - 耶格综合征发生小肠癌和大肠癌的风险比一般人群高 15 倍。

（4）难治性乳糜泻多合并淋巴瘤,其中39%是肠病相关T细胞淋巴瘤（EATL）,主要发生于空肠。

（5）慢性炎症性肠病（特别是克罗恩病）的患者罹患小肠腺癌的风险较一般人群高出10%~66.7%。在长期患克罗恩病的人（>10年）中,克罗恩病相关性腺癌的发生率约为2%,并且通常好发于回肠。药物和手术治疗都可以降低罹患克罗恩病相关性腺癌的风险。

（6）应用免疫抑制药移植后,医源性及获得性免疫抑制都与淋巴瘤和肉瘤的高发病率相关。

三、临床表现

小肠恶性肿瘤临床表现多为非特异性,如消化道出血、腹痛、恶心、呕吐、消瘦、贫血等。良性肿瘤多在影像学检查或手术探查时偶然发现。大约50%的小肠肿瘤患者表现为肠梗阻或肠穿孔等症状,且随肿瘤增大而发生率增高。

由于每种组织学亚型的病例罕见,因此目前仍难以总结出每种亚型的特异性症状和体征。与其他恶性类型相比,腺癌更易出现疼痛和梗阻;肉瘤经常表现为急性消化道出血,而淋巴瘤则更常见肠穿孔。此外,不同亚型易发生于小肠的不同区域。腺癌主要发生于十二指肠,神经内分泌肿瘤多见于回肠,肉瘤和淋巴瘤可发生于小肠各个部位。

四、诊断

目前尚无标准的小肠肿瘤的诊断流程。下列检查项目可用于小肠肿瘤的诊断。

（一）腹部X射线平片

腹部X射线平片不作为诊断小肠肿瘤的常规检查项目,仅用于出现梗阻症状的患者。

（二）全消化道造影

全消化道造影适用于检查腔内和黏膜的异常形态。

（三）CT 扫描

CT 扫描诊断腺癌、淋巴瘤和类癌的特异性分别为 70 %～80 %、58 %和 33 %。除了用于检查原发肿瘤以外，CT 还可以评价病变肠外累及状况及远处转移情况，为肿瘤分期提供依据。

（四）小肠灌肠

小肠灌肠是将造影剂经鼻十二指肠管直接灌入空肠，通过 X 射线透视检查来观察造影剂的移动情况并诊断小肠肿瘤，其灵敏度可接近 90 %。对于 Treitz 韧带以上的小肠肿瘤，小肠灌肠可提示组织学亚型。小肠灌肠可与 CT 和 MRI 相结合使用。CT 与小肠灌肠技术结合应用对于腔外病变的诊断更有价值。

（五）小肠内镜

胃镜（EGD）和结肠镜也是小肠肿瘤诊断流程中的一部分，可以直接对十二指肠和远端回肠进行观察，还可以进行活检来明确诊断。视频胶囊内镜（VCE）明显提高了小肠疾病的诊断和治疗，如胃肠道出血、克罗恩病、息肉和小肠的恶性肿瘤。虽然 VCE 不能进行组织活检或病变的精确定位，但是其诊断灵敏度及特异性高于传统的消化道造影检查。2001 年以来，推进式双气囊小肠镜得到长足发展，可进行整个小肠的检查并对可疑病变进行活检。

（六）核医学扫描

^{68}Ga–DOTA–TATE 是一种放射性生长抑素类似物，对于神经内分泌肿瘤的诊断非常有效，对于原发或转移性神经内分泌肿瘤的定位高度敏感，其灵敏度高达 90 %。对于小肠肿瘤合并活动性出血的患者，使用血管造影或锝（^{99m}Tc）核素扫描可能对于诊断和定位会有帮助。

五、常见小肠肿瘤

（一）小肠腺癌

1. 概述

腺癌是小肠恶性肿瘤中最常见的组织学类型，常见于 60～80 岁的男性。多见于十二指肠（65%），其次是空肠（16%）和回肠（13%）。总体 5 年无病生存率约为 30%，平均生存期为 20 个月。生存率与原发肿瘤部位相关，十二指肠癌的 5 年生存率为 28%，回肠癌的 5 年生存率为 38%。

2. 分期

小肠腺癌最常用的分期系统是美国癌症联合委员会（AJCC）的 TNM 分期系统，见表 2-1 和表 2-2。

表 2-1　AJCC 小肠腺癌的 TNM 分期

原发肿瘤（T）
T_x 原发肿瘤无法评估
T_0 无原发肿瘤证据
T_{is} 高度不典型增生 / 原位癌
T_1 肿瘤侵及固有层或黏膜下层
T_{1a} 肿瘤侵及固有层
T_{1b} 肿瘤侵及黏膜下层
T_2 肿瘤侵及肌层
T_3 肿瘤穿透固有基层到达浆膜下层或侵犯无腹膜覆盖的结直肠旁组织
T_4 穿透腹膜或直接侵及其他器官或结构（包括其他小肠袢、肠系膜、腹膜后，经浆膜侵及腹壁；侵及胰腺或胆管）
局部淋巴结（N）
N_x 局部淋巴结转移无法评估
N_0 无局部淋巴结转移
N_1 有 1～2 枚局部淋巴结转移
N_2 有 3 枚或以上局部淋巴结转移
远处转移（M）
M_0 无远处转移
M_1 有远处转移

表 2-2　小肠腺癌的 TNM 分期标准

分期 TNM			
0 期	T_{is}	N_0	M_0
Ⅰ 期	T_{1-2}	N_0	M_0
Ⅱ A 期	T_3	N_0	M_0
Ⅱ B 期	T_4	N_0	M_0
Ⅲ A 期	任何 T	N_1	M_0
Ⅲ B 期	任何 T	N_2	M_0
Ⅳ 期	任何 T	任何 N	M_1

注：壶腹部的十二指肠腺癌有不同的分期系统。

3. 治疗

完整的手术切除是唯一可以治愈小肠腺癌的方法。切除受累的肠段和系膜、清扫局部淋巴结可以降低转移的风险，改善长期生存质量。对于十二指肠肿瘤，胰十二指肠切除术较肠段切除的生存率高。对于远端十二指肠或小肠系膜上的肿瘤，可选择肠段切除和淋巴结清扫。对于 FAP 患者，行孤立息肉病变的切除复发风险很大，应行更彻底的手术，如保留胰腺的胰十二指肠切除术或肠段切除术。

（二）神经内分泌癌

1. 概述

神经内分泌癌是起源于肠道的肽能神经元和神经内分泌细胞的异质性肿瘤，该类肿瘤罕见且生长缓慢，最常累及直肠、阑尾、回肠（通常在距回盲瓣 60 cm 以内）。神经内分泌癌的发病年龄为 60～65 岁，男性略高于女性。神经内分泌癌大部分属于"惰性"肿瘤，5 年生存率可达 52 %（G_3）～93.8 %（G_1）。超过 2/3 的神经内分泌癌诊断时已有局部转移。肿瘤大小和浸润深度与肿瘤扩散的风险有直接关系。超过 10 mm 的肿瘤转移风险最高（73.6 %），6～10 mm 的肿瘤转移率为 31.5 %，小的神经内分泌癌（<6 mm）的转移率也达到了 15.8 %。病变穿透肠壁的神经内分泌肿瘤的转移率达到 68.4 %，而局限于黏膜下层以内的神经内分泌肿瘤的转移率则为 30.8 %。

类癌综合征是一系列症状的症候群，包括皮肤潮红、腹泻、喘息等，这些症状是由肿瘤分泌进入体循环中的激素所引起的。这些物质包括 30 多种多肽、生物胺和前列腺素。肝脏可以代谢其中某些物质来阻止其进入肝静脉和体循环。因此，肝转移通常被认为是类癌综合征发生发展的主要原因。大多数（80 %）类癌综合征患者有小类癌，但是小类癌患者中只有 10 % 存在类癌综合征。类癌综合征的症状可在饮酒、应激和某些体力活动中而使右上腹压力增高时诱发。减轻类癌综合征症状的最有效治疗方式是使用长效生长抑素类似物奥曲肽。奥曲肽除了减轻和预防癌综合征症状外，还可以控制肿瘤的生长。

2. 治疗

对于局限期小肠原发性神经内分泌癌的治疗，需切除肠段及局部的系膜淋巴结，因为即使肿瘤较小（< 6 mm），也有转移的可能性。局限期病变切除后的 5 年生存率大约为 71 %，而有远处转移病例只有 50 %。对阑尾神经内分泌瘤，肿瘤超过 2 cm 的患者大约有 30 % 在诊断时已有远处转移，而较小的肿瘤几乎很少转移。因此，小于 2 cm 的阑尾神经内分泌瘤可行单纯阑尾切除术，而较大的肿瘤需行右半结肠切除术。麻醉诱导或术中探查肿瘤可能引起类癌危象，因此推荐术前预先使用奥曲肽。

因为神经内分泌癌诊断时多数已发生转移，因此手术只在进展期治疗中起到非常有限的作用。肝脏是最常见的转移部位。如果没有左右肝多发转移、肝衰竭和广泛远处转移，则应采取治愈性手术切除原发瘤和肝转移瘤。肝动脉化疗栓塞术作为一种姑息性治疗手段可用于有肝转移又无法手术切除的患者。奥曲肽可延缓转移神经内分泌肿瘤的进展。α 干扰素（IFN-α）可在 40 %～ 50 % 的病例中起作用，并使 20 %～ 40 % 的肿瘤稳定。

（三）胃肠道间质瘤

1. 概述

胃肠道间质瘤（GIST）是最常见的小肠间叶肿瘤，占所有胃肠道肿瘤的 0.5 %～ 1 %。发病的高峰年龄为 50 ～ 60 岁。最常见的发病部位为空肠，其次是回肠，十二指肠最少。临床表现以腹痛、肠套叠或出血多见。

2. 恶性潜能与临床病理特点的关系

虽然只有 30 %～ 50 % 的肿瘤临床表现为恶性，但所有的 GIST 都具有恶性潜能，并且不再分类为良性或者恶性。已切除的 GIST 有一半在 5 年内复发。可以用一些标准来预测 GIST 的生物学行为，并按照复发和转移的风险将其分层。

（1）肿瘤大小

肿瘤大小是 GIST 风险分层最主要的指标。几项回顾性研究都证明所有的 GIST 都具有恶性潜能。最大径大于 2 cm 的肿瘤恶性潜能比较明显，大于 5 cm 的肿瘤的恶性潜能则显著增加。

（2）有丝分裂率（核分裂象）

除肿瘤大小以外，有丝分裂率在 GIST 风险分层中的作用排第 2 位。每 50 高倍视野（HPF）有 5 个以上分裂象表明预后较差。无论肿瘤大小和位置，每 50 高倍视野有丝分裂率高于 10 则预示很高的复发和转移风险，5 年生存率约为 25 %。

（3）肿瘤部位

解剖学位置是另一个影响预后的指标。小肠特别是空 / 回肠的 GIST 较之十二指肠的肿瘤恶性程度更高，其次是直肠和胃。这是独立预后因素，不依赖于肿瘤大小和分裂率。

（4）其他

其他恶性行为的组织学标准包括细胞和细胞核的异型性、黏膜侵犯、多基因突变和溃疡，但这些因素与预后无关。

3.治疗

小肠局限期可切除的 GIST 的主要治疗手段是完整的手术切除。整块切除肿瘤所在的肠段，切缘阴性是手术目标。因为 GIST 组织易破碎，手术操作需轻柔，以防止肿瘤破裂、液体溢出造成播散。无须行常规淋巴结清扫术。本病常见肝脏和腹膜转移，因此手术中需仔细探查。完整切除后无须行辅助化疗和放疗。酪氨酸激酶抑制剂已用于转移性和已切除的 GIST 的治疗。研究显示伊马替尼治疗 GIST 患者可以显著提高患者的无复发生存率和总体生存率，3 年总体生存率可达 97 %，3 年无复发生存率为 61 %。

第二节　结肠癌

一、概述

结肠癌是胃肠道中常见的恶性肿瘤，我国以 41～65 岁人群发病率较高。近 20 年来尤其是大城市结肠癌的发病率明显上升，且有高于直肠癌的趋势。超过 50％的患者的病因为腺瘤癌变，形态学上可见增生、腺瘤及癌变各个阶段及相应的染色体病变。随着分子生物学技术的进展，同时存在的不同的基因表达逐渐被认识，由此明确癌的发展是一个多步骤、多阶段及多基因参与的细胞遗传性疾病。

二、危险因素

结肠癌的发病原因尚未阐明。大量资料提示，导致结肠发生癌肿的因素可以归纳为两大类。

（一）环境因素

1. 饮食习惯

据统计资料表明，在结肠癌高发国家或地区中，人们以高蛋白、高脂肪、低纤维素的精制食品为主。同时，结肠癌高发地区人均每日粪便重量比低发地区轻。这是因为饮食纤维中的戊糖具有很强的吸水能力，所以高纤维饮食的摄入可增加粪便的体积重量。这就使得粪便通过肠道速度加快，减少肠道中有害成分的形成及活性，缩短致癌物质与肠黏膜的接触时间。

2. 慢性炎症

溃疡性结肠炎、血吸虫病使肠黏膜反复破坏和修复，从而导致癌变。

3. 化学致癌物质

肠癌的发生与某些化学致癌物质有着密切的关系。除胆汁酸和胆固醇的代谢产物外，亚硝胺是导致肠癌发生的最强烈的致癌物质。咸肉、火腿、香肠、咸鱼以及熏制食品中，亚硝酸盐含量高。此外，油煎和烘焙食品也具有致癌作用。动物实验结果显示，蛋白质经过高温热解后形成的甲基芳香胺可诱发结肠癌。

（二）内在因素

1. 基因突变

目前认为在结肠癌发生过程中甲基化过低是最早期的基因改变。结肠癌发生和进展过程中，有一些基因或特殊的基因结构发生突变。这些突变的基因包括原癌基因和抑癌基因，原癌基因的激活和抑癌基因的失活都与结肠癌的发生相关。与结肠癌发生有关的抑癌基因有 apc、mcc、dcc、p53 基因等，但确切的作用机制及它们在肿瘤发生中的地位尚有待进一步阐明。

2. 癌前病变

癌前病变如结肠腺瘤，尤其是绒毛管状腺瘤是结肠癌发生的重要因素。人们已经逐渐接受了结肠癌并非在结肠黏膜上突然发生病变的观点，而是经历了"正常黏膜—腺瘤—癌变"这样一种顺序发展的规律。

三、病理学

（一）好发部位

结肠癌以乙状结肠发病率最高，盲肠次之，以下依次为升结肠、结肠右曲、降结肠、横结肠和结肠左曲。

（二）病理类型

1. 早期结直肠癌

癌细胞穿透结直肠黏膜肌层浸润至黏膜下层但未累及固有肌层，无论有无淋巴结转移，称为早期结直肠癌（pT_1）。上皮重度异型增生及不能判断浸润深度的病变称为高级别上皮内瘤变，如癌组织浸润固有膜称黏膜内癌。建议对早期结直肠癌的黏膜下层浸润深度进行测量并分级，即 SM_1（黏膜下层浸润深度 ≤ 1 mm）和 SM_2（黏膜下层浸润深度 > 1 mm）。

2. 进展期结直肠癌的大体类型

（1）隆起型：凡肿瘤的主体向肠腔内突出者均属本型。

（2）溃疡型：肿瘤形成深达或贯穿肌层之溃疡者均属此型。

（3）浸润型：肿瘤向肠壁各层弥漫浸润，使局部肠壁增厚，但表面常无明显溃疡或隆起。

3. 组织学类型

（1）腺癌。

（2）黏液腺癌。

（3）印戒细胞癌。

（4）鳞癌。

（5）腺鳞癌。

（6）髓样癌。

（7）未分化癌。

（8）其他。

4. 恶性程度（Broders 分级）

（1）Ⅰ级：2/3 以上癌细胞分化良好，属高分化，低恶性。

（2）Ⅱ级：1/2 ～ 2/3 的癌细胞分化良好，属中分化，一般恶性。

（3）Ⅲ级：癌细胞分化良好者不足 1/4，属低分化，高恶性。

（4）Ⅳ级：未分化癌。

5. 播散途径

具体有直接浸润、淋巴转移、血行播散、种植播散 4 种途径。

四、临床表现

结肠癌是一种生长缓慢的恶性肿瘤，原发肿瘤的倍增时间平均约 620 d，提示在产生临床症状前肿瘤已经经历了长时间的生长和发展。

（一）升结肠癌

隆起型病变为多见，易导致肿瘤尖端或表面缺血、坏死、破溃，出血和继发感染。临床上常表现为腹痛（70 % ～ 80 % 患者出现，多为隐痛）、原因不明的贫血（Hb < 100 g/L，50 % ～ 60 % 患者出现）、乏力、疲劳、食欲减退、消瘦、消化不良、发热等全身症状。60 % ～ 70 % 患者右侧腹部可以扪及质硬肿块。

（二）降结肠癌

浸润型病变多见，易导致肠狭窄和梗阻。临床上可表现为排便习惯改变，可出现便血、黏液血便、腹泻、便秘或腹泻与便秘交替。在癌肿浸润浆膜层时，患者会出现肠腔狭窄症状，常表现为左侧腹部或下腹部隐痛，随着肠腔狭窄的进一步发展会出现进行性便秘、排便困难、腹胀，甚至梗阻。一旦癌肿破溃感染后出血，粪便表面会带血及黏液，甚至为脓血便。

五、诊断

从出现症状至明确诊断，60％的患者需历时6个月以上。因为早期患者常无症状或症状极其轻微，所以易被患者和初诊医生忽视。在最初诊断结肠癌时，Ⅰ期患者仅占15％，Ⅱ期患者占20％～30％，Ⅲ期患者占30％～40％，Ⅳ期患者占20％～25％。

（一）识别并警觉早期症状

（1）不明原因的贫血、乏力、消瘦、食欲减退或发热。

（2）出现便血或黏液脓血便。

（3）排便习惯改变，便频或有排便不尽感。

（4）沿结肠部位腹部隐痛不适。

（5）发现沿结肠部位有肿块。

（二）对可疑症状患者按步骤检查

1. 电子结肠镜检查

电子结肠镜检查是诊断结肠癌最主要、最有效的工具。行至回盲部的全程肠镜可以直接发现病灶，了解病灶大小、范围、形态、单发或多发，最后还可以活检明确病变性质。

2. 钡剂灌肠

钡剂灌肠是诊断结肠癌常用而有效的方法。X射线上显示肠壁黏膜紊乱、黏膜纹中断、肠壁僵硬、边缘不规则、结肠袋消失。隆起型癌肿常表现为充盈缺损，溃疡型癌肿常表现为龛影。肠腔变细、狭窄，甚至钡剂通过肠腔受阻可以判断癌肿位置。但疑有肠梗阻的患者应当谨慎选择钡剂灌肠。

3.B 超检查

B 超检查不是结肠癌常规检查项目，仅在腹部扪及包块时，对判断包块实质性或非实质性有帮助，另外可了解患者有无复发转移，具有方便、快捷的优势。

4.CT 和 MRI 检查

有助于判断转移病变的大小、数目、部位及是否可以手术切除。

了解癌肿对周围结构或器官有无浸润。

5. 肿瘤标志物

常用的肿瘤标志物包括癌胚抗原（CEA）和 CA19-9，当两者联合检测时灵敏度可达 86.36％，特异性达 88.79％，尤其适用于术后监测，有助于早期发现复发和转移。

（三）鉴别诊断

1. 炎症性肠病

本病可以出现腹泻、黏液便、脓血便、排便次数增多、腹胀、腹痛、消瘦、贫血等症状，伴有感染者可有发热等中毒症状，与结肠癌的症状相似，结肠镜检查及活检是有效的鉴别方法。

2. 阑尾炎

回盲部癌可因局部疼痛和压痛而误诊为阑尾炎。特别是晚期回盲部癌，局部常发生坏死溃烂和感染，临床表现有体温升高，白细胞计数增多，局部压痛或触及肿块，常诊断为阑尾脓肿，需注意鉴别。

3. 肠结核

肠结核在我国较常见，好发部位在回肠末端、盲肠及升结肠。常见症状有腹痛、腹泻、便秘交替出现，部分患者可有低热、贫血、消瘦、乏力、腹部肿块，与结肠癌症状相似。但肠结核患者全身症状更加明显，如午后低热或不规则发热、盗汗、消瘦、乏力，需注意鉴别。

4. 结肠息肉

结肠息肉主要症状为便血，有些患者还可有脓血样便，与结肠癌相似，钡剂灌肠检查可表现为充盈缺损，行结肠镜检查并取活组织送病理检查是有效的鉴别方法。

5. 血吸虫性肉芽肿

血吸虫性肉芽肿的少数病例可癌变。结合血吸虫感染病史、粪便中虫卵检查，以及钡剂灌肠和纤维结肠镜检查及活检可以帮助鉴别。

6. 阿米巴肉芽肿

阿米巴肉芽肿可有肠梗阻症状或查体扪及腹部肿块与结肠癌相似。本病患者行粪便检查时可找到阿米巴滋养体及包囊，钡剂灌肠检查常可见巨大的单边缺损或圆形切迹。

7. 淋巴瘤

淋巴瘤好发于回肠末端和盲肠及升结肠，也可发生于降结肠及直肠。淋巴瘤与结肠癌的病史及临床表现相似，但由于黏膜相对比较完整，出血较少见。鉴别诊断主要依靠结肠镜下的活组织检查以明确诊断。

六、分期

根据肿瘤局部浸润扩散范围、有无局部淋巴结转移及有无远处脏器播散三项指标来划分。

国际抗癌联盟（UICC）/AJCC 恶性肿瘤的 TNM 分期（第 8 版）见表 2-3 和表 2-4。

表 2-3　结肠癌 TNM 分期

分期	肿瘤情况
原发肿瘤（T）	
T_x	原发肿瘤无法评价
T_0	无原发肿瘤证据
T_{is}	原位癌：局限于上皮内或侵犯黏膜固有层
T_1	肿瘤侵犯黏膜下层
T_2	肿瘤侵犯固有肌层
T_3	肿瘤穿透固有肌层到达浆膜下层，或侵犯无腹膜覆盖的结直肠旁组织
T_{4a}	肿瘤穿透腹膜脏层
T_{4b}	肿瘤直接侵犯或粘连于其他器官或结构

续表

分期	肿瘤情况
局部淋巴结（N）	
N_x	局部淋巴结无法评价
N_0	无局部淋巴结转移
N_1	有 1～3 枚局部淋巴结转移
N_{1a}	有 1 枚局部淋巴结转移
N_{1b}	有 2～3 枚局部淋巴结转移
N_{1c}	浆膜下、肠系膜、无腹膜覆盖结肠 / 直肠周围组织内有肿瘤种植，无局部淋巴结转移
N_2	有 4 枚以上局部淋巴结转移
N_{2a}	有 4～6 枚局部淋巴结转移
N_{2b}	有 7 枚及更多局部淋巴结转移
远处转移（M）	
M_0	无远处转移
M_1	有远处转移
M_{1a}	远处转移局限于单个器官（如肝、肺、卵巢、非局部淋巴结），但没有腹膜转移
M_{1b}	远处转移分布于一个以上的器官
M_{1c}	腹膜转移有，或没有其他器官转移

表 2-4　解剖分期 / 预后组别

期别	T	N	M
0	T_{is}	N_0	M_0
I	T_1	N_0	M_0
	T_2	N_0	M_0
ⅡA	T_3	N_0	M_0
ⅡB	T_{4a}	N_0	M_0

期别	T	N	M
ⅡC	T_{4b}	N_0	M_0
ⅢA	T_{1-2}	N_1/N_{1c}	M_0
	T_1	N_{2a}	M_0
ⅢB	T_{3-4a}	N_1	M_0
	T_{2-3}	N_{2a}	M_0
	T_{1-2}	N_{2b}	M_0
ⅢC	T_{4a}	N_{2a}	M_0
	T_{3-4a}	N_{2b}	M_0
	T_{4b}	N_{1-2}	M_0
ⅣA	任何 T	任何 N	M_{1a}
ⅣB	任何 T	任何 N	M_{1b}
ⅣC	任何 T	任何 N	M_{1c}

七、治疗

（一）外科治疗

1. 结肠癌手术范围归纳（表 2–5）

表 2-5　结肠癌手术范围归纳

范围		肠管	系膜	血管	淋巴结
右半结肠癌	盲肠，升结肠，肝曲	末端回肠 10～20 cm 至横结肠右半	大网膜	回结肠，右结肠，中结肠右支根部及胃肠共干的结肠根部	区域相应血管根部淋巴结，系膜区淋巴结
横结肠癌	横结肠中部	横结肠（包括肝曲、脾曲）	横结肠系膜，大网膜，胰十二指肠前被膜	中结肠动脉，左右结肠动脉升支	区域血管根部，必要时清扫胃网膜血管，幽门下淋巴结

续表

	范围	肠管	系膜	血管	淋巴结
左半结肠癌	脾曲,降结肠,乙状结肠降结肠交界	横结肠左半,降结肠,乙状结肠上 2/3	相应系膜及大网膜,左 toldt 韧带	中结肠左支,左结肠,肠系膜下动脉	区域血管根部
乙状结肠癌		10 cm 上下	完整切除乙状结肠系膜	肠系膜下动脉	乙状结肠,直肠上,左结肠降支

（1）全面探查，由远及近。必须探查肝、胆囊、胃肠道、女性患者的子宫及其双附件、盆底腹膜，以及相关肠系膜和主要血管淋巴结和肿瘤邻近脏器的情况。

（2）建议切除足够的肠管，清扫局部淋巴结，肿瘤整块切除（符合 CME 原则）。

（3）推荐直视下锐性分离技术。

（4）推荐由远及近的手术区域淋巴结清扫。建议先处理肿瘤滋养血管。

（5）推荐手术遵循无瘤原则。

（6）如果开腹探查后发现失去了根治性手术切除的机会，仍应切除原发灶。

2. 早期结肠癌手术治疗

（1）息肉

如果能够完整切除息肉，内镜的治疗效果是明确的。息肉越大，癌变的风险越高。直径 < 1 cm 的腺瘤样息肉癌变率约为 1.3 %；直径 1～2 cm 的息肉癌变率约为 9.5 %；直径 > 2 cm 的息肉，癌变率显著升高到 46 %。如果肿瘤未侵及黏膜下层，仅行息肉切除术可视为治愈。

（2）$T_1N_0M_0$ 结肠癌

建议局部切除。术前内镜超声检查属 T_1，或局部切除术后病理提示 T_1，如果切除完整而且具有预后良好的组织学特征（如分化程度良好、无脉管浸润），则无论是广基还是带蒂，不推荐再行手术切除。如果具有预后不良的组织学特征，或者非完整切除，标本破碎切缘无法评价，推荐行结肠切除术加局部淋巴结清扫。直径超过 2.5 cm 的绒毛状腺瘤癌变率高，推荐行结肠切除加局部淋巴结清扫。（注：局部切除标本必须由手术医生展平、固定、标记方位后送病理检查。）

所有患者术后均须定期行全结肠镜检查以排除存在多发腺瘤或多发肠癌。推荐术后 2 年以内，每 3 个月复查 1 次；术后 2～5 年，每半年复查 1 次；5 年以后每 1 年复查 1 次。

（3）T_{2-4}，N_{0-2}，M_0 结肠癌

①首选的手术方式是标准的根治术：相应结肠切除＋局部淋巴结清扫。局部淋巴结清扫必须包括肠旁、中间及系膜根部淋巴结三站。建议标记系膜根部淋巴结并送病理学检查；如果怀疑清扫范围以外的淋巴结有转移，必须完整切除，无法切除者视为姑息切除。肿瘤侵犯周围组织器官建议联合脏器整块切除。

②对遗传性非息肉病性结直肠癌的患者，有明确的结肠癌家族史或年轻患者（＜50岁），应考虑更广泛的结肠切除术（结肠次全切除术或结肠直肠切除术）。

③行腹腔镜辅助结肠癌根治术的条件：有经验的外科医生实施手术；无直肠疾病；腹腔粘连不严重，层次结构清楚；无局部晚期病变；无急性肠梗阻或穿孔表现。

④对于已经引起梗阻的可切除结肠癌，推荐行Ⅰ期切除后吻合，或Ⅰ期肿瘤切除近端造口远端闭合，或造瘘术后Ⅱ期切除，或支架植入术后Ⅱ期切除。如果肿瘤局部晚期不能切除或者患者不能耐受手术，建议行姑息性治疗。

（4）结肠癌（$T_xN_xM_1$）

①肝转移：对于结肠癌肝转移的患者，在患者全身情况允许的条件下，手术完全切除肝转移灶仍是目前能治愈结肠癌肝转移的最佳选择，故符合条件的患者应在适当的时候接受手术治疗。对部分最初肝转移灶无法切除的患者应当组织多学科综合治疗协作组（MDT），慎重决定新辅助治疗和手术治疗，创造一切机会使之转化为可切除病灶。

A. 肝转移外科治疗原则：第一，结肠癌原发灶能够或已经根治性切除，无肝外不可切除病灶；第二，根据肝脏解剖学基础和病灶范围肝转移灶可完全切除（R_0切除），且要求保留足够的肝功能，肝脏残留容积≥50％（原发灶和肝转移灶同期切除）或≥30％（原发病灶和肝转移灶分期切除）；第三，患者全身状况允许，无不可切除的肝外转移灶；第四，可切除的原发病灶和转移病灶均应根治性切除，两者可分期或同期切除；第五，切除肝转移灶是肝转移瘤的首选治疗方法，射频消融可单独应用或与手术结合，部分患者满足一定条件时可采用动脉栓塞疗法或适形放射性治疗。

B. 可切除的结肠癌肝转移手术治疗原则：第一，结肠癌确诊时合并肝转移，肝转移灶小，且多位于周边或局限于半肝，肝切除量＜50％，肝门淋巴结、腹腔或其他远处转移均可手术切除时，建议结肠癌原发灶和肝转移灶同期切除，合并出血、穿孔或梗阻等急症需急诊手术的，建议原发病灶和肝转移灶分期切除；

第二，结肠癌根治术后发生肝转移，根治性手术不伴有原发病灶复发的患者，肝转移灶能完全切除且肝切除量＜70％（无肝硬化），应手术切除肝转移灶，可先行辅助治疗；第三，肝转移灶切除术后复发，全身状况和肝脏条件允许下，可进行二次、三次甚至多次的肝转移灶切除。

C. 不可切除的结肠癌肝转移其他治疗原则：第一，射频消融，肝转移灶的最大直径＜3 cm，且一次消融最多3枚，预期术后残余肝脏体积过小，建议先切除部分较大的肝转移灶，对剩余直径＜3 cm的转移灶进行射频消融；第二，其他治疗方法，如放射治疗、肝动脉灌注化疗、无水乙醇瘤内注射、冷冻治疗和中医中药治疗等。

②肺转移。外科治疗原则：A. 原发灶能根治性切除（R_0 切除）；B. 有肺外可切除的病灶并不妨碍肺转移瘤的切除；C. 完整切除必须考虑到肿瘤范围和解剖位置，肺切除后必须能维持足够功能；D. 某些患者可以考虑分期切除；E. 无论肺转移瘤能否切除，均应当考虑化疗 [术前化疗和（或）术后辅助化疗]；F. 不可手术切除的病灶，可以消融处理（如能完全消融病灶）；G. 必要时，手术联合消融处理；H. 肺外可切除转移病灶，可同期或分期处理；I. 肺外有不可切除病灶不建议行肺转移病灶切除；J. 推荐多学科讨论后的综合治疗。

（二）结肠癌辅助治疗

1. 术前新辅助治疗

结肠癌患者合并肝转移和（或）肺转移，可切除或者潜在可切除，推荐术前化疗或化疗联合靶向药物治疗：西妥昔单抗（推荐用于携带野生型 K-ras 基因的患者），或联合贝伐珠单抗。化疗方案推荐 XELOX（卡培他滨 + 奥沙利铂），或 FOLFOX（奥沙利铂 +5- 氟尿嘧啶 + 亚叶酸钙），或 FOLFIRI（伊立替康 +5- 氟尿嘧啶 + 亚叶酸钙）。建议治疗时限 2～3个月。

2. 术后辅助治疗

（1）Ⅰ期（$T_{1-2}N_0M_0$）或者有放化疗禁忌的患者不推荐辅助治疗。

（2）Ⅱ期结肠癌的辅助治疗：首先确认有无以下高危因素，组织学分化差（Ⅲ级或Ⅳ级），T_4 血管淋巴管浸润，术前肠梗阻 / 肠穿孔，标本检出淋巴结不足（＜12 枚）。

（3）Ⅲ期结肠癌辅助治疗：Ⅲ期结肠癌患者推荐辅助化疗。化疗方案推荐 XELOX，或 FOLFOX，或 FOLFIRI。建议治疗时限 ≤ 6 个月。

3. 晚期 / 转移性结肠癌化疗

治疗晚期或转移性结肠癌使用药物：5- 氟尿嘧啶、伊立替康、奥沙利铂、卡培他滨和靶向药物治疗，包括西妥昔单抗（推荐用于携带野生型 K-ras 基因的患者）和贝伐珠单抗。

4. 局部化疗

术中或术后局部缓释化疗与腹腔热灌注化疗目前不常规应用。

5. 其他治疗

晚期患者在上述常规治疗不适用的前提下，可以选择局部治疗，如介入治疗、瘤体内注射、物理治疗或者中医中药治疗。

6. 最佳支持治疗

最佳支持治疗应该贯穿患者的治疗全过程，建议多学科综合治疗。最佳支持治疗推荐涵盖以下 3 方面。

（1）疼痛管理：准确完善疼痛评估，综合合理治疗疼痛，推荐按照疼痛三阶梯治疗原则进行，积极预防处理镇痛药物的不良反应，同时关注病因治疗。重视患者及家属疼痛教育和社会精神心理支持，加强沟通随访。

（2）营养支持：建议常规评估营养状态，给予适当的营养支持，倡导肠内营养支持。

（3）精神心理干预：建议有条件的地区由癌症心理专业医生进行心理干预和必要的精神药物干预。

第三节　直肠癌

一、概述

直肠癌是乙状结肠直肠交界处至齿状线之间的癌，是消化道常见的恶性肿瘤。结肠癌和直肠癌在肿瘤生物学行为方面非常类似，因此在讨论流行病学、病因学、筛查、病理和分期时这两种疾病常被放在一起阐述。

二、临床表现

（一）症状

大多数直肠癌患者发病初期没有症状，但其症状发生率较结肠癌高。约40%患者有便血、黑粪或者大便习惯改变，直肠癌大出血罕见，不明原因的小细胞性贫血在结肠癌中较直肠癌更为常见。典型大便习惯改变表现为大便变细和（或）便秘，如肿瘤侵犯肛门括约肌，则可能出现大便失禁。疼痛出现的原因有里急后重、肠梗阻或者肿瘤侵犯坐骨神经、闭孔神经引起的神经性疼痛及肿瘤累及齿状线以下皮肤等。其他症状如恶心、呕吐、体重减轻和疲乏无力也可出现。

（二）体格检查

评价一般状况、全身浅表淋巴结有无肿大。

（三）腹部视诊和触诊

检查有无肠型、肠蠕动波、腹部肿块。

（四）直肠指检

凡疑似结直肠癌者必须常规行肛门直肠指诊，了解肿瘤大小、质地、占肠壁周径的范围、基底部活动度、距肛缘的距离、肿瘤向肠外浸润状况、与周围脏器的关系等。指检时必须仔细触摸避免漏诊；触摸轻柔，切忌挤压，观察指套是否血染。

三、诊断

直肠癌根据病史、体检、影像学检查和内镜检查不难做出临床诊断，准确率可达95%。但多数病例常有不同程度的延误诊断，其中有患者对便血、大便习惯改变等症状不够重视，亦有医生警惕性不高的原因。主要辅助检查方法如下。

（一）实验室检查

新诊断为直肠癌的患者进行术前评估的目的是确定是否存在可能影响围手术期并发症和死亡率的合并症。标准的实验室评价包括血常规检测、凝血功能检测、肝和肾功能检测、空腹血糖、电解质、尿常规检测。其他实验室检查项目则依据既往史和全面系统评估。直肠癌患者在初始诊断、治疗前、评价疗效、随访时必须检测癌胚抗原（CEA）、CA19-9，建议同时检测 CA242、CA72-4；有肝转移患者建议检测甲胎蛋白（AFP）；有卵巢转移患者建议检测 CA125。

（二）影像学检查

1. 内镜检查

纤维结肠镜检查是结直肠癌最准确的诊断方法，因为它提供了一个直接可视、定位相对准确、可获得肿瘤组织学结果的检查。第二隐匿性原发癌的发生率（同时结直肠癌）为 5 %～ 10 %，多发息肉出现的概率为 20 %～ 40 %，两者均可在纤维结肠镜检查中发现，息肉可以内镜下切除或术前内镜染色定位，通过手术处理。

2. 结肠钡剂灌肠检查

结肠钡剂灌肠检查特别是气钡双重造影检查是诊断结直肠癌的重要手段，但疑有肠梗阻的患者应当谨慎选择。

3. 腹部 B 型超声

超声检查可了解患者有无复发转移，具有方便、快捷的优越性。

4. 计算机断层扫描（CT）检查

胸、腹部、盆腔的对比增强螺旋 CT 扫描是直肠癌患者术前影像学检查的主要选择。盆腔 CT 检查的作用在于明确病变侵犯肠壁的深度，向壁外蔓延的范围，有无侵犯膀胱、前列腺或阴道后壁、子宫及盆壁等；腹部 CT 扫描可检查有无肝转移和腹主动脉旁淋巴结转移；胸片或胸部 CT 扫描除外肺转移瘤，胸部 CT 扫描对肺转移的检查具有较高的灵敏度。

5. 磁共振成像（MRI）检查

直肠 MRI 可以更好地判断肿瘤向肠壁外侵犯的情况、血管侵犯、淋巴结转移、肠旁浸润和更好地预测环周切缘。推荐以下情况首选 MRI 检查：直肠癌的术前分期；结直肠癌肝转移病灶的评价；怀疑腹膜及肝被膜下病灶。

6. 经直肠腔内超声（ERUS）

推荐直肠腔内超声或内镜超声检查为中低位直肠癌诊断及分期的常规检查。ERUS 能够对直肠壁的 5 层结构进行 360° 扫描，能够准确地判断肿瘤侵犯深度（T）和肠周附近淋巴结受累（N）的情况。肿瘤侵犯至黏膜下层（第一条低回声线）为 uT_1，肿瘤侵入但未超过固有肌层（第二条低回声线）为 uT_2，肿瘤穿透进入邻近周围脂肪（第三条高回声线）为 uT_3，侵入邻近器官为 uT_4。总体来说，超声对 T 分期判断的准确率为 67 %～ 95 %，对于 N 分期判断的准确率为 67 %～88 %。在早期直肠癌（T_1 或 T_2）分期中其准确率高达 94 %，为早期直肠癌术前分期的不二之选。ERUS 的不足之处包括：准确率与超声医生水平有关（分期过高占 5 %，分期不足占 10 %）；需要行肠道准备；对患者体位要求苛刻及患者的耐受性差；肿瘤较大可能会限制探头通过，从而不能对肿瘤进行准确评价。

7. 正电子发射计算机断层扫描（PET-CT）

不推荐 PET-CT 为常规检查，但对于常规检查无法明确地转移复发病灶可作为有效的辅助检查。

8. 静脉尿路造影

不推荐术前常规检查，仅适用于肿瘤较大可能侵及尿路的患者。

9. 术中超声检查

术中超声被认为是检测结肠癌肝转移最敏感和特异的影像学方法。术中超声发现肝转移灶的敏感性远高于外科医生视诊和触诊，特别是对于深部的肿瘤。超声腹腔镜与开腹术中超声的用途一致，由于无法到达肝的某些区域，超声腹腔镜的敏感性略低于开腹术中超声，但超声腹腔镜检查具有微创的优势。术中超声特别适用于那些高度怀疑肝或腹膜转移灶无法切除的患者，或者是将要接受其他微创治疗的患者，如对已知的肝转移灶行肿瘤消融治疗。

四、分期

直肠癌的解剖学发展程度（分期）是预测直肠癌患者预后生存的最主要手段，也是合理处理患者的依据。国际抗癌联盟和美国癌症联合委员会（AJCC）采用肿瘤、淋巴结、转移分期体系（TNM）作为结直肠癌分期的国际标准（表2-6，表 2-7）。

表 2-6　AJCC/UICC 直肠癌 TNM 分期系统（2016 年第 8 版）

原发肿瘤（primary tumor，T）	
T_x	原发肿瘤无法评价
T_0	无原发肿瘤证据

局部淋巴结（regional lymph node，N）	
T_{is}	原位癌，黏膜内癌（累及固有层或黏膜肌层）
T_1	肿瘤侵犯黏膜下层
T_2	肿瘤侵犯固有肌层
T_3	肿瘤穿透固有肌层到达浆膜下层，或侵犯无腹膜覆盖的结直肠旁组织
T_{4a}	肿瘤穿透腹膜脏层
T_{4b}	肿瘤直接侵犯或粘连于其他器官或结构
Nx	局部淋巴结无法评价
N_0	无局部淋巴结转移
N_1	有 1～3 枚局部淋巴结转移
N_{1a}	有 1 枚局部淋巴结转移
N_{1b}	有 2～3 枚局部淋巴结转移
N_{1c}	浆膜下、肠系膜、无腹膜覆盖结肠 / 直肠周围组织内有肿瘤种植，无局部淋巴结转移
N_2	有 4 枚以上局部淋巴结转移
N_{2a}	有 4 枚局部淋巴结转移
N_{2b}	有 7 枚及更多局部淋巴结转移
远处转移（distant metastasis，M）	
M_0	无远处转移
M_1	有远处转移
M_{1a}	远处转移局限于单个器官或部位（如肝、肺、卵巢、非局部淋巴结），但不伴腹膜转移
M_{1b}	远处转移分布于一个以上的器官 / 部位，但不伴腹膜转移
M_{1c}	腹膜转移伴或不伴其他器官 / 部位转移

表 2-7　直肠癌 TNM 分期标准及预后

期别	T	N	M	Dukes	MAC	5 年生存率
0	T_{is}	N_0	M_0	—	—	
Ⅰ	T_1	N_0	M_0	A	A	93.2
	T_2	N_0	M_0	A	B_1	
Ⅱ A	T_3	N_0	M_0	B	B_2	84.7
Ⅱ B	T_{4a}	N_0	M_0	B	B_2	72.2
Ⅱ C	T_{4b}	N_0	M_0	B	B_3	
Ⅲ A	T_{1-2}	N_1/N_{1c}	M_0	C	C_1	83.4
	T_1	N_{2a}	M_0	C	C_1	
	T_{3-4a}	N_1/N_{1c}	M_0	C	C_2	
Ⅲ B	T_{2-3}	N_{2a}	M_0	C	C_1/C_2	64.1
	T_{1-2}	N_{2b}	M_0	C	C_1	
	T_{4a}	N_{2a}	M_0	C	C_2	
Ⅲ C	T_{3-4a}	N_{2b}	M_0	C	C_2	44.3
	T_{4b}	N_{1-2}	M_0	C	C_3	
Ⅳ A	任何 T	任何 N	M_{1a}	—	—	
Ⅳ B	任何 T	任何 N	M_{1b}	—	—	8.1
Ⅳ C	任何 T	任何 N	M_{1c}	—	—	

需要特别说明的是：

（1）cTNM 是临床分期，pTNM 是病理分期；前缀 y 用于接受新辅助（术前）治疗后的肿瘤分期（如 ypTNM），病理学完全缓解的患者分期为 $ypT_0N_{0c}M_0$，可能类似于 0 期或 1 期。前缀 r 用于经治疗获得一段无瘤间期后复发的患者（rTNM）。

（2）Dukes B 期包括预后较好（TNM）和预后较差（TNM）两类患者，Dukes C 期也同样（任何 TN_1M_0 和任何 TN_2M_0）。MAC 是改良 Astler–Coller 分期。

（3）T_{is} 包括肿瘤细胞局限于腺体基底膜（上皮内）或黏膜固有层（黏膜内），未穿过黏膜肌层到达黏膜下层。

（4）T_4 的直接侵犯包括穿透浆膜侵犯其他肠段，并得到镜下诊断的证实（如盲肠癌侵犯乙状结肠），或者位于腹膜后或腹膜下肠管的肿瘤，穿破肠壁固有基层后直接侵犯其他脏器或结构，如降结肠后壁的肿瘤侵犯左肾或侧腹壁，或者中下段直肠癌侵犯前列腺、精囊腺、宫颈或阴道。

（5）肿瘤肉眼上与其他器官或结构粘连则分期为 cT_{4b}，但是若显微镜下该粘连处未见肿瘤存在则分期为 pT_3。V 和 L 亚分期用于表明是否存在血管和淋巴管浸润，而 pN 则用以表示神经浸润（可以是部位特异性的）。

（6）肿瘤种植（卫星播撒）是宏观或微观不连续地散落在远离原发肿瘤部位、结直肠周围淋巴引流区域脂肪组织内的癌症结节，且组织学证据不支持残余淋巴结或可辨认的血管或神经结构。如果苏木精 – 伊红、弹力或其他染色可辨认出血管壁，应归类为静脉侵犯（$V_{1/2}$）或淋巴管侵犯（L_1）。同样，如果可辨认出神经结构，病变应列为神经周围侵犯（P_{n1}）。肿瘤种植的存在不会改变原发肿瘤 T 分层，但改变了淋巴结（N）的分层，如果有肿瘤种植，所有局部淋巴结病理检查是阴性的则认为 N_{1c}。

五、治疗

（一）外科治疗

1. 外科解剖

直肠位于盆腔的后部，平骶岬处上接乙状结肠，沿骶、尾骨前面下行，穿过盆膈转向后下，至尾骨平面与肛管相连，形成约 90° 的弯曲。直肠长度为 12 ～ 15 cm，解剖学上分为上段直肠和下段直肠，以腹膜反折为界。上段直肠的前面和两侧有腹膜覆盖，前面的腹膜反折形成直肠膀胱凹陷或直肠子宫凹陷。下段直肠全部位于腹膜外，男性直肠下段的前方借 Denonvilliers 筋膜（邓氏筋膜）与膀胱底、前列腺、精囊腺及输精管壶腹相邻；女性直肠下段借 Denonvilliers 筋膜与阴道后壁相邻。腹膜反折至肛缘距离男性为 7 ～ 9 cm，女性为 5 ～ 7 cm。从外科治疗的角度，临床上将直肠癌分为低位直肠癌（距离齿状线 5 cm 以内）、中位直肠癌（距离齿状线 5 ～ 10 cm）和高位直肠癌（距齿状线 10 cm 以上）。这种分类对直肠癌根治手术方式和多学科综合治疗的选择有重要的参考价值。

直肠系膜是在中下段直肠的后方和两侧包裹直肠、厚 1.5 ～ 2.0 cm 的半圈结缔组织，内含动脉、静脉、淋巴组织及大量脂肪组织，上自第 3 骶椎前方，下达盆膈。

2. 直肠癌外科治疗原则

手术切除仍然是直肠癌的主要治疗方法，术前同步放化疗可在一定程度上提高手术疗效，降低局部复发率。同结肠癌相比，直肠癌的治疗有着很多特殊之处。由于直肠所处的盆腔范围狭小，缺少浆膜，距骨盆其他结构很近，还有环周切缘，因此直肠癌很容易发生局部区域侵犯。鉴于这个原因，临床上提出了各种外科技术和放化疗方案，用以应对不同分期、位置、大小和侵犯周围脏器的直肠癌。直肠癌的治愈性治疗需要多学科综合治疗，包括新辅助或辅助放化疗和肿瘤的根治性切除术。

（二）外科手术原则

1. 肿瘤切除边界

大部分的直肠及其系膜位于腹膜外，并被包绕于盆腔的骨性结构中。由于范围狭窄，因此直肠与很多重要的结构相邻，导致肿瘤可以向多方向生长。因此，直肠癌根治术不仅要保障近端切缘大于 5 cm，远端切缘大于 2 cm，还要保障完全切除环周和直肠系膜切缘。环周切缘是腹膜后或腹膜外直肠切除肠管外软组织的边缘。对结直肠癌没有完全腹膜覆盖的肠段（升结肠、降结肠、直肠上段）或没有腹膜覆盖的肠段（直肠），环周切缘指手术时分别在腹膜后或腹膜下方切缘。直肠癌环周切缘是预测局部复发风险和预后最重要的指标，常规上环周切缘阳性现在被定义为切缘距离肿瘤小于 2 mm。有数据表明，当切缘距离肿瘤小于 2 mm 时局部复发的风险也随之增加。与此相反，切缘距离肿瘤超过 2 mm 时复发风险非常低，可以被定义为切缘阴性。

2. 全直肠系膜切除（TME）

原则是保证系膜完整性，在直视下与骶前脏层和壁层间隙内锐性分离直肠及系膜组织至肿瘤下缘 5 cm 处或肛提肌水平，将直肠、直肠深筋膜内的系膜组织及直肠前方 Denonvilliers 筋膜完整切除。TME 手术在直视下锐性分离，有助于辨认和保护盆腔自主神经，有效地减少了术后排尿功能和性功能障碍的发生率。TME 手术现已被公认为直肠癌手术必须遵守的原则，成为中、下段直肠癌根治术的金标准。对于上段直肠癌，远处系膜切除长度应达到 5 cm。

3. 保留盆腔自主神经

合理保留盆腔自主神经是现代直肠癌根治术的一个重要原则。直肠癌术后排尿功能障碍发生率为 8 %～ 54 %，男性患者勃起障碍发生率为 25 %～ 47 %，射精障碍发生率为 25 %～ 88 %，其原因是盆腔自主神经术中受到损伤。盆内脏神经（副交感）损伤引起排尿困难与勃起障碍，骶前神经丛、腹下神经（交感）损伤则主要引起射精障碍。在排尿和性功能方面，副交感神经的作用更为重要。

术中容易损伤相关神经的步骤包括：①清扫肠系膜下动脉根部淋巴结时，易损伤腹主动脉丛；②分离直肠后壁时，易损伤骶前神经丛、腹下神经；③分离直肠侧韧带或行侧方淋巴结清扫时，易损伤盆神经丛、盆内脏神经；④分离直肠前外侧壁时，易损伤泌尿生殖神经束。

（三）直肠癌手术的腹腔探查处理原则

（1）全面探查，由远及近。必须探查记录肝、胃肠道、子宫及附件、盆底腹膜及相关肠系膜和主要血管淋巴结和肿瘤邻近脏器的情况。

（2）建议切除足够的肠管，清扫局部淋巴结，整块切除。

（3）推荐锐性分离技术。

（4）推荐由远及近的手术清扫，建议先处理肿瘤滋养血管。

（5）推荐手术遵循无瘤原则。

（6）推荐切除肿瘤后更换手套并冲洗腹腔。

（7）如果患者无出血、梗阻、穿孔症状且已失去根治性手术机会，则无需行原发灶姑息性切除术。

（四）分期治疗

1. 早期直肠癌（$T_1N_0M_0$）的治疗

早期直肠癌的治疗处理原则同早期结肠癌。早期直肠癌如经肛门切除必须满足如下要求：①侵犯肠周径 < 30 %；②肿瘤大小 < 3 cm；③切缘阴性（距离肿瘤 > 3 mm）；④活动，不固定；⑤距肛缘 8 cm 以内；⑥仅适用于 T_1 肿瘤；⑦内镜下切除的息肉伴癌浸润，或病理学不确定；⑧无血管 / 淋巴管浸润或神经浸润；⑨高 - 中分化；⑩治疗前影像学检查无淋巴结肿大的证据；⑪ 不符合上述标准应行直肠癌根治术。注意：局部切除标本必须由手术医生展平、固定，标记方位后送病理检查。

2. 进展期直肠癌（T_{2-4}，N_{0-2}，M_0）的治疗

必须争取根治性手术治疗。中上段直肠癌推荐行低位前切除术；低位直肠癌推荐行腹会阴联合切除术或慎重选择保肛手术。中下段直肠癌必须遵循直肠癌全系膜切除术原则，尽可能锐性游离直肠系膜，连同肿瘤远侧系膜整块切除。肠壁远切缘距离肿瘤 ≥ 2 cm，直肠系膜远切缘距离肿瘤 ≥ 5 cm 或切除全直肠系膜。在根治肿瘤的前提下，尽可能保持肛门括约肌功能、排尿和性功能。

治疗原则如下：

（1）切除原发肿瘤，保证足够切缘，远切缘距肿瘤远端 2 ～ 5 cm。下段直肠癌（距离肛门 < 5 cm）远切缘距肿瘤 1 ～ 2 cm，建议术中冰冻病理检查证实切缘阴性。

（2）切除引流区域淋巴脂肪组织。

（3）尽可能保留盆腔自主神经。

（4）新辅助放化疗后 5 ～ 12 周可以考虑手术。

（5）肿瘤侵犯周围组织器官者争取联合脏器切除。

（6）合并肠梗阻的直肠新生物，临床高度怀疑恶性而无病理诊断，不涉及保肛问题，并可耐受手术的患者，建议剖腹探查。

（7）对于已经引起肠梗阻的可切除直肠癌，推荐行Ⅰ期切除吻合，或 Hartmann 手术，或造瘘术后Ⅱ期切除，或支架植入解除梗阻后Ⅱ期切除。Ⅰ期切除吻合前推荐行术中肠道灌洗。如估计吻合口瘘的风险较高，建议行 Hartmann 手术或Ⅰ期切除吻合及预防性肠造口。

（8）如果肿瘤局部晚期不能切除或临床上不能耐受手术，推荐给予姑息性治疗，包括选用放射治疗来处理不可控制的出血、支架植入来处理肠梗阻以及支持治疗。

（五）手术方式

1. 前切除术（AR）

曾称为 Dixon 手术。切除范围包括乙状结肠下部、近侧直肠癌灶及远侧 5 cm 肠管和系膜组织（低位全直肠癌远侧至少 2 cm 肠管及全部系膜），清扫肠系膜下动脉根部和周围淋巴结。上段直肠癌切除后，吻合口位于腹膜反折以上称为高

位吻合；而对于中下段直肠癌行低位前切除术（LAR），吻合口位于腹膜反折以下称为低位吻合；吻合口位于肛管直肠环以上不足 2 cm 者称为超低位吻合。若吻合口在肛管直肠环以下，则可称为经腹结肠肛管吻合。J 形结肠贮袋或结肠成形适用于距肛缘 4 cm 以下的吻合口或结肠肛管吻合，近期内可以改善排便功能，减少排便次数。

一般来讲，AR 或 LAR 适用于距肛缘 6 cm 以上的直肠癌。通过盆底游离技巧的改进，也可对距肛缘 4 ～ 6 cm 的直肠癌行经腹结肠肛管吻合术，但必须保证切缘干净。外括约肌、肛提肌受侵或肛门功能不良为禁忌证。

2. 经腹会阴联合切除术（APR）

经腹会阴联合切除术曾称为 Miles 手术。切除范围包括乙状结肠下部及其系膜、直肠及全部系膜、肛提肌、坐骨直肠窝内脂肪组织、肛管和肛门周围 3 cm 以上皮肤，清扫肠系膜下动脉根部和周围淋巴结，于左下腹壁做永久结肠造口。

适用于距肛缘 4 cm 以下或者外括约肌受侵或已有肛门功能障碍的低位直肠癌。

（六）处理结直肠癌肝转移的国际通用分类

1. 同时性肝转移

结直肠癌确诊时发现的或结直肠癌原发灶根治性切除术后 6 个月内发生的肝转移。

2. 异时性肝转移

结直肠癌根治术 6 个月后发生的肝转移。

（七）直肠癌肝转移的诊断

1. 结直肠癌确诊时肝转移的诊断

对已确诊结直肠癌的患者，应当进行肝脏超声和（或）增强 CT 影像检查，对于怀疑肝转移的患者加行血清 AFP 和肝脏 MRI 检查，PET-CT 检查不作为常规推荐，可在病情需要时酌情应用。肝转移灶的经皮针刺活检仅限于病情需要时应用。结直肠癌手术中必须常规探查肝脏以进一步排除肝转移的可能，对可疑的肝脏结节可行术中活检。

2. 结直肠癌原发灶根治术后肝转移的诊断

结直肠癌根治术后的患者应当定期随访肝脏超声或（和）增强 CT 扫描，怀疑肝转移的患者应当加行肝脏 MRI 检查，PET-CT 扫描不作为常规推荐。

（八）结直肠癌手术并发症

1. 结直肠癌切除术后肠梗阻

结直肠癌切除术后肠梗阻是最常见的并发症之一。大多数情况下，一定程度的肠梗阻是正常的生理反应，但是临床表现存在差异，大部分呈良性自限性过程。无证据证实常规使用鼻胃管（NGT）能防止长期性肠梗阻，早期进食和不使用 NGT 是外科快速康复计划的重要组成部分，同时避免阿片类镇痛药和补液过量等方法可缩短术后排气和住院时间。对于患者持续性呕吐、术后数天仍然不能耐受经口进食的长期肠梗阻，应当积极处理，首先要排除粘连性或机械性肠梗阻，腹盆 CT 扫描为最好的检查方法，口服或者静脉注射对比剂；其次，要禁食并放置 NGT，全肠外营养支持治疗。

2. 吻合口瘘

吻合口瘘是严重并发症，报道死亡率为 6 %～ 18 %。临床上有症状的吻合口瘘发生率为 4 %～ 5 %。中位诊断时间为术后 7 d。吻合口瘘的患者远期肛门功能差，并且增加永久性造口的风险。吻合口瘘的临床表现多种多样，从严重的败血症和弥漫性腹膜炎到严重的肠梗阻或心律失常，如心房颤动等。早期诊断吻合口瘘至关重要，多数患者经保守治疗能够治愈，但一些患者需要行造口术。

3. 伤口感染

伤口感染是结肠切除术后常见的并发症，切口感染发生率为 5 %～ 10 %。伤口感染的危险因素可能是患者方面的，或者与手术技巧和范围有关。患者因素包括肥胖、吸烟、糖尿病和免疫抑制。手术操作困难和粪便污染同样增加感染风险。在麻醉诱导时常规使用单剂量广谱抗生素可降低感染发生率。通常术后 5 d 左右切口感染症状明显，切口红肿，伴或不伴全身败血症症状。如果有蜂窝织炎的证据，必须静脉给予抗生素。在某些情况，可能需要拆除数根缝线，从而引流皮下积液。这类切口通常可以采取每天换药，二期愈合。如果有更广泛的切口裂开、大量分泌物，可能采用负压真空吸引更合适，这样能更加有效地引流切口分泌物，促进愈合。如果考虑肌肉腱鞘不完整，需要避免使用真空负压装置，因为有可能形成肠外瘘。

（九）新辅助治疗

术前放疗或术前同步放化疗比术后辅助治疗更有优势，包括肿瘤增敏、降低全身毒性反应、可能降低肿瘤分期、缩小肿瘤体积和避免吻合口照射等。术前短程放疗在欧洲应用比较广泛，但在美国仅选择性地应用于部分患者。欧洲短程放疗方案是：总剂量25Gy，分5次进行，1周内完成，最后1次放疗结束后1周内手术。

在美国，直肠癌新辅助治疗的标准方案为长疗程的放化疗方案，包括化疗（5–氟尿嘧啶、四氢叶酸、卡培他滨）联合放疗（总剂量$45 \sim 50.4$ Gy，每次$1.8 \sim 2.0$ Gy，共25或28次），然后在$5 \sim 12$周进行手术。

（十）辅助治疗

无论最后病理分期如何，所有接受新辅助治疗的Ⅱ、Ⅲ期患者术后均应接受6个月的辅助化疗。方案包括XELOX、FOLFOX方案或卡培他滨单药化疗。

根据肿瘤位置和分期的不同确定治疗方案，见表2-8和表2-9。

表2-8　Ⅰ期直肠癌的治疗［肿瘤仅限于肠壁内（$T_{1/2}$）不伴淋巴结转移（N_0）］

位置	分期	治疗方案
高位直肠	T_1 或 T_2	低位前切除术 经肛门内镜显微手术（TEM）
中位直肠	T_1	低位前切除术 经肛门内镜显微手术 局部切除
	T_2	低位前切除术 局部切除 /TEM+ 辅助放化疗 术前新辅助放化疗 + 局部切除 /TEM
低位直肠	T_1	腹会阴联合切除术 经肛门内镜显微手术 局部切除
	T_2	腹会阴联合切除术 局部切除 + 辅助放化疗 术前新辅助放化疗 + 局部切除

表 2-9　II 期直肠癌的治疗 [侵犯系膜脂肪（T_3）不伴淋巴结转移（N_0）]

和 III 期直肠癌的治疗 [任何 T，有淋巴结转移（N_1）]

位置	治疗方案
高位直肠	新辅助放化疗联合 LAR，随后进行辅助化疗； LAR 联合辅助放化疗
中位直肠	新辅助放化疗联合 LAR，随后进行辅助化疗； LAR 联合辅助放化疗
低位直肠	新辅助放化疗联合超低位前切除联合低位结直肠吻合或肛管吻合，然后进行辅助化疗； 新辅助放化疗联合腹会阴联合切除术，然后进行辅助化疗； 腹会阴联合切除术联合辅助放化疗

第三章
颈椎疾病内镜手术治疗

第一节　颈椎疾病显微内镜技术（MED）

一、应用解剖

（一）上颈椎内镜手术相关解剖学

第 1 颈椎名为寰椎，其独特之处在于没有椎体，而是由两个侧块加前后弓组成。侧块较厚，且有两个关节面，上关节面微凹，呈肾形，与枕髁相关节，外高内低位；下关节面微凹呈圆形，与枢椎相关节，外低内高位。前弓较小，有一个小的前结节和后关节面，后者与齿突相关节。C_1 的后弓一般摸不到，只有在深部解剖时才能显现出来。保持中线通过项韧带进入很重要。任何偏离中线均会致肌肉出血。寰枕、寰枢后膜很薄弱，这是脊柱椎板间真正唯一一处无黄韧带组织附着的部位，必须严格避免不慎穿透。后弓上表面的前部是椎动脉沟，椎动脉沟指示椎动脉位置。

第 2 颈椎为枢椎，椎体向上有柱状凸起，称为齿突。齿突为椎体向上的柱状突起，长 14～16 mm，根部较扁，前后各有一卵形关节面，分别与寰椎前弓相关节。齿突末端较尖，上有齿尖韧带，两侧有翼状韧带附着，斜向外上方，起于齿突上外侧面与枕骨髁内侧面，该韧带坚韧，断面呈圆形，直径为 8 mm 左右，限制头部过度前屈和旋转。寰椎横韧带，连接寰椎两侧块内侧面，肥厚而坚韧，位于齿突后方，使齿突同寰椎前弓后面紧密相接。韧带中部向上下各发出一纵行纤维，附着于枕骨大孔前缘及枢椎后面状如十字，又称寰椎十字韧带，可加强横韧带的坚固性。覆膜起自枕骨底部的斜坡，通过齿突及十字韧带的后方下行，移行于后纵韧带，前面同寰椎十字韧带相连，外侧附于寰枢外侧关节囊。

甲状腺上动、静脉及喉上神经在 $C_3 \sim C_4$ 水平横贯于颈内脏鞘和颈动脉鞘之间，成为上颈椎前路开放手术必须暴露的组织。应用套管模拟手术入路发现：此手术入路上方与甲状腺上动、静脉相邻，外侧为颈总动脉鞘，内侧为颊咽筋膜包绕的颈内脏鞘，下方距离甲状腺中静脉较远；在 $C_2 \sim C_3$ 水平套管位于咽后间隙，重要的血管神经均在其前方与咽喉相隔，不虞有损伤的可能，但此处与 $C_2 \sim C_3$ 关节囊前外侧的交感神经链较为邻近，有损伤的可能。椎动脉位于 $C_2 \sim C_3$ 横突孔间，周围有丰富的肌肉覆盖，距前正中线 15～20 mm。在解剖中还对经甲状腺上动脉下方和经甲状腺上动脉上方两种手术入路进行对比，发现经甲状腺上动脉上方入路手术距离喉上神经、舌动脉、舌下神经、舌咽神经等较近，较易损伤，且不易推开喉咽部，易进入喉咽部肌肉丛，出血量增加，最危险的是损伤食管。解剖学测量后认为：由 $C_4 \sim C_5$ 椎体水平穿过颈内脏鞘和颈动脉鞘之间联合筋膜到达椎前筋膜前间隙（咽后间隙）为最佳入路。

（二）颈前路及后路内镜手术相关解剖学

1. 颈部重要标志

颈部最重要的标志为胸锁乳突肌，头后仰并旋转时显得非常突出，在该肌和颈前部之间有一深沟，向上达下颌后窝，在沟的深处可扪及颈部大血管。胸锁乳突肌为颈部前路手术的主要体表标志。

甲状软骨坚硬且有抵抗力，是喉部主要的保护组织，其两侧板联合的角可以摸到。在甲状软骨上缘 2.5 cm 处为舌骨体，头后仰时，舌骨下部的轮廓明显可见，舌骨大角约位于乳突和甲状软骨间的中央。

舌骨是喉气管的主要支持物，说话、咀嚼和吞咽时向上下和前方运动。舌骨形成一个稳定而能屈曲的固定中心，下附着于喉部，上系于颞骨茎突、下颌骨和舌。附着于舌骨的肌肉有颏舌骨肌、舌骨舌肌、下颌舌骨肌、胸骨舌骨肌、上下腹肌和肩胛舌骨肌。在环状软骨平面压迫胸锁乳突肌前缘、颈总动脉压于第 6 颈椎横突的前结节上，这个摸到的突起称为颈动脉结节。如自胸锁关节向上画一线至耳垂，在甲状软骨上缘平面之下一段代表颈总动脉的行程，其上一段代表颈外动脉的行程。

2. 颈部分区

颈部分区有两种方法。一种分区将颈分为前部、侧部和后部，前部包括两侧胸锁乳突肌间的组织，再以舌骨分为舌骨上、下两部，在舌骨上部又分为颏下及颌下三角，舌骨下部又分为舌骨下浅区、喉气管、甲状腺、食管颈段和椎前区。侧部分为胸锁乳突肌部和锁骨上部。后部指颈后侧，包括颈后诸肌。颈胸交界处尚有颈根区。

另一种分区以胸锁乳突肌为界，将颈部分为颈前三角区和颈后三角区。颈前三角可分为颈动脉三角、颌下部和肌三角。颈动脉三角尤为重要，它的后下界为胸锁乳突肌，上界为二腹肌后腹和茎突舌骨肌，下界为肩胛舌骨肌前腹，三角内有颈总动脉上段及其分支、颈内静脉、迷走神经和舌下神经。每侧的颌下部分为颌下三角和半个颏下三角。两侧颏下三角共同形成一个完整的颏三角。颈后三角前部为胸锁乳突肌的后缘，后为斜方肌的前缘，下为锁骨中1/3，三角之顶为颈深筋膜、底为数肌所成。颈后三角又被肩胛舌骨肌后腹分为上、下二部，上部大，名为肩胛舌骨肌斜方肌三角；下部小，名锁骨上三角。

3. 颈部筋膜

（1）颈部浅筋膜

颈部浅筋膜内含有浅部血管神经和颈阔肌。颈部皮神经全为颈丛的分支，均由胸锁乳突肌后缘中上1/3和中点穿出。重要分支有枕小神经（支配枕部外侧皮肤）、耳大神经（支配耳附近皮肤）、颈横神经（支配颈前外侧和舌骨周围皮肤）和锁骨上神经（支配锁骨上之皮肤）。

颈部浅静脉主要为颈外静脉。颈外静脉在下颌骨下后方由耳后静脉和面后静脉合成。还有颈前静脉和颈浅静脉，通常在颈部手术时需结扎。

（2）颈深筋膜

颈深筋膜包裹并支持颈部肌肉、咽、气管、食管、淋巴结及大血管和神经。颈深筋膜浅层包绕胸锁乳突肌。颈深筋膜中层包绕肩胛舌骨肌、胸骨舌骨肌、胸骨后甲状腺和甲状舌骨肌及包绕脏层筋膜气管、食管和喉返神经。颈深筋膜深层，它又分两层：连接两侧颈动脉鞘的翼状筋膜在颈中线融合为颈筋膜；覆盖颈长肌和斜角肌的椎前筋膜。

颈深筋膜恰好将颈部分为三个间隙：

第一，脏器间隙，位于椎前筋膜和气管筋膜之间，内含喉、气管、咽下部、食管颈段、甲状腺和大血管，在它们周围有疏松的蜂窝组织。

第二，舌骨上间隙，在颈深膜封套层和覆盖下颌舌骨肌筋膜之间。

第三，椎前间隙，位于椎体和椎前筋膜之间，筋膜间隙与炎症的扩散甚有关系。

4. 颈前部肌肉

（1）胸锁乳突肌

胸锁乳突肌为颈部重要标志，是颈前、后三角的分界线，颈前、后三角均有甚多的重要组织由三角区通过。

（2）斜角肌

斜角肌分前、中、后三斜角肌，全部位于胸锁乳突肌深面。前斜角肌起于$C_{3\sim6}$横突前结节，止于第1肋骨内侧缘和斜角肌结节。中斜角肌起于C_1或$C_{2\sim6}$横突后结节，止于第1肋骨上、锁骨下动脉沟之后。后斜角肌起于$C_{2\sim6}$横突后结节，止于第2肋骨。以上三肌均由$C_{4\sim6}$颈神经支配。三斜角肌中，以前斜角肌最为重要，是颈部重要标志，该肌浅面有膈神经自外上向内下从外侧缘穿出。上有臂丛，下有锁骨下动脉第三段，下部浅面有锁骨下静脉横过，左侧有胸导管横过。前斜角肌过度发育，可造成前斜角肌综合征和胸出口综合征。

（3）舌骨上、下肌群

舌骨虽然很小，但其上附着众多肌肉，对吞咽动作、下颌骨运动和喉的支持有很大作用。

①舌骨下肌群：包括肩胛舌骨肌、胸骨舌骨肌、胸骨甲状肌和甲状舌骨肌，多骨下肌群的主要作用是降舌骨，为吞咽时不可缺少的动作，还有降喉的功能。

②舌骨上肌群：亦有四肌，即有二腹肌、茎突舌骨肌、下颌舌骨肌和颏舌骨肌。舌骨上肌群主要作用为提舌骨、降下颌骨，与吞咽作用有很大关系。

5. 颈部动、静脉

（1）颈总动脉

颈总动脉在胸锁乳突肌前缘的覆被下向上后行，全长与颈内静脉和迷走神经同居于颈血管鞘内，静脉在动脉外，神经介于两者之间。颈血管鞘前臂上段有舌下神经降支和颈祥，颈总动脉的后壁和颈交感神经节链、椎前筋膜、椎前肌和颈椎横突前面相贴邻。颈总动脉上2/3在前方和颈部蜂窝组织相邻，下1/3在前方与气管前筋膜相邻。颈总动脉上行至甲状软骨上缘分为颈内动脉和颈外动脉，局部膨大为颈动脉窦。

（2）颈外动脉

颈外动脉主要供血给颈上部和头部颅外软组织。颈外动脉有 6 个分支，即甲状腺上动脉、舌动脉、面动脉、咽升动脉、枕动脉和耳后动脉。

（3）颈内动脉

颈内动脉可以认为是颈总动脉的续行段，位于颈外动脉后外，向上即转为颈外动脉内侧，贴咽侧壁走行，最后上行经颞骨岩部的颈动脉管入颅。颈内动脉供应脑的血运约 3/5。颈内动脉全程均与颈内静脉伴行，在颈部无分支。

（4）椎动脉

椎动脉起于锁骨下动脉的后上部，上行进入 C_6 横突孔，椎动脉至 C_2 水平有三个弯曲，分别位于 $C_{2、3}$ 横突间、寰枢侧关节和寰椎侧块之后。椎动脉在 $C_{2、3}$ 横突间向外至寰椎横突孔，显锐角向后并围绕寰枢上关节面的后外侧向内，经寰椎侧块后方进入椎管经枕骨大孔入颅。椎动脉主要供应颈髓和脑后部血运。

（5）颈静脉

颈静脉自颅底颈静脉孔穿出，和颅内的横窦相续，下行略向前，全程在胸锁乳突肌的覆被下，上段接近颈前三角，下段接近颈后三角，至颈根与锁骨下静脉会合成头臂静脉。颈内静脉接受支有岩下窦、面总静脉、舌静脉、甲状腺上静脉、甲状腺中静脉。颈内静脉在呼气时注满，而吸气时排空。颈内静脉损伤时，吸气时空气可以经静脉壁裂隙吸入静脉可造成肺气栓引发严重呼吸困难，过多空气进入心脏，可致死亡。

（6）颈部神经

颈部神经包括脑神经和脊神经。颈部可以看到四对脑神经，即舌咽神经、迷走神经、副神经和舌下神经。脊神经形成颈丛神经和臂丛神经。舌咽神经损伤可出现吞咽困难、同侧舌后味感障碍。迷走神经损伤可以出现吞咽困难、声音嘶哑、说话不清、有鼻音，还有心动过速。副神经损伤时不能旋转头颈和耸肩，舌下神经损伤时可出现舌肌瘫痪和萎缩，伸舌时舌尖偏向患侧。

6. 颈椎椎管内及后部结构

颈椎的后方骨结构与胸腰椎不同，椎弓根短而细，与椎体后外缘呈 45° 相连接，上、下缘各有一较窄的凹陷称为颈椎上切迹和下切迹。相邻两个椎骨上、下切迹形成椎间孔，有脊神经和伴行动脉通过。颈椎椎板窄长而薄。上位椎板下缘向后翘起，有覆盖下位椎板的趋势，其前面有黄韧带附着，当黄韧带肥厚或松弛时，可突向椎管压迫脊髓，尤其是颈部后伸时更为明显。颈椎横突短而宽，较小，中央部有椭圆形横突孔，约 5 mm×5.5 mm，内有椎动脉通过。横突孔横径与椎动脉有明显相关。关节突分为上关节突和下关节突，左右各一，呈短柱状。关节面较平坦，表面有透明软骨覆盖，向上约呈 45°倾斜。关节突前方直接与神经根相贴，因此当该处增生、水肿、松动与脱位时，神经根很易受累。当颈轻微弯曲时，从中线上脊柱棘突较易触摸。其棘突特征为：C_2 比 $C_{3、4}$ 长而大，$C_{2～5}$ 棘突通常是分叉的，C_6 棘突通常也是分叉的，但比 C_5 相对短和细，C_7 不分叉但较 T_1 突出。

颈椎椎管前壁为椎体、椎间盘和后纵韧带，后壁为椎板和黄韧带，侧壁为椎弓根。横断面为三角，内纳脊髓。C_1 管径最大，约 3 cm，其中脊髓占 1/3，齿突占 1/3，另 1/3 为空间缓冲间隙。C_3 管径最小，自此向下管径逐渐增大。椎孔矢径约 15.47 mm±1.11 mm，横径为 22.58 mm±1.22 mm。$C_{1、2}$ 横径小于 19 mm 为颈椎椎管狭窄。

颈椎的静脉较为丰富，分为椎管内和椎管外两个静脉丛，两者有广泛的吻合支和交通支。椎管内的静脉丛由 4 条纵行静脉组成，两条在硬膜外腔前外侧，称为前纵窦，两条在硬膜外腔后外侧称椎静脉网。椎管外静脉丛绕于椎体周围，通过椎静脉与椎内静脉丛彼此相互吻合。

脊神经位于脊髓两侧，颈脊髓段共八对，脊神经的前根和后根在椎管内向椎间孔延伸，并在椎间孔处合为颈髓神经。上四对脊神经根较细小，下四对较粗大。神经根均较短，近水平方向行走。在颈髓神经根由脊髓发出至穿出椎间孔的行程中，任何解剖结构的变化均可使其受到压迫或刺激。脊神经穿出椎间孔后即分三支：前支、后支和脊膜支。脊膜支在脊神经分为前支和后支之前发出，逆行经椎间孔进入椎管称为脊神经脊膜支。

二、操作基本要求

颈椎内镜技术与操作是一门专业性很强、要求很高的学科。要求术者掌握各种内镜检查患者的术前准备及术后注意事项，认知各种型号的内镜，熟练掌握常规检查内镜与主机的连接和拆卸的规范化操作流程。在手术前亲自安放和调节好仪器，对内镜的电源、光学、机械和照相摄影等部件逐一检查和测试，如有损坏，应及时调换或修理。

术者需要掌握内镜下各种颈椎疾患治疗的适应证、禁忌证和并发症，熟练掌握内镜下的各种治疗技术，掌握发生并发症时内镜下的紧急处理方法，并积极参与新技术、新业务的开展与研讨。术者对所选定的手术，术前应充分了解其显微操作部位的局部解剖、生理功能和手术入路等。如果术前无准备，容易造成不必要的手术时间延长与重要组织损伤，甚至导致整个手术失败。内镜技术操作的速度和质量，有时需要术者与助手之间的配合。两个人应经过相应技术培训，了解内镜下操作的特点，明确手术的全过程，熟悉操作的顺序和方法。只有掌握上述颈椎内镜操作的基本要求，才能使手术达到预期效果。

三、适应证与手术操作

（一）内镜下前路齿突螺钉内固定术

1. 概述

齿突骨折占颈椎骨折的 8 %～ 15 %。对于 Ⅱ 型齿突骨折，一些学者主张使用 $C_{1、2}$ 关节后融合固定术，此术式使寰枢间旋转活动减少 47°左右，伸屈活动减少 10°左右。近年来，国内外学者运用内镜配合 C 型臂 X 射线机或导航系统，做齿突螺钉内固定术，现介绍内镜下齿突骨折微创手术技术。

2. 原理与优缺点

内镜下前路齿突螺钉内固定术在内镜下显露枢椎前下缘，暴露齿突螺钉导针进针点，达到与开放手术相同的固定效果，但手术切口小，并避免由于金属直角拉钩反复的牵拉可能刺激和损伤咽后壁、气管、喉上神经，减少术后吞咽不适发生，但需有特殊的设备和器械，要求术者有丰富的开放手术经验及熟练的镜下操作技能；避免置入套管或电刀接触套管壁造成邻近结构的副损伤。

3. 手术适应证与禁忌证

（1）手术适应证

①经齿突颈部横行骨折；②经齿突基底部横行骨折；③齿突前上到后下的斜形骨折；④齿突陈旧性骨折不愈合。

（2）手术禁忌证

①齿突粉碎骨折；②齿突前向到后上的斜形骨折；③齿突伴椎体骨折；④严

重骨质疏松者。

4. 手术操作

（1）术前准备

与常规颈前路手术基本一致，需要进行气管推移训练以减少术后咽喉疼痛和吞咽困难，防止急性咽喉水肿和气管痉挛所致的呼吸困难；术前必要的颅骨牵引以对齿突骨折进行复位和骨折复位后的位置维持。术前在患者齿突 CT 二维重建图像上测量所需螺钉的长度。器械及仪器准备，包括内镜系统、C 型臂 X 射线机、脊柱导航系统和中空齿突螺钉及匹配的手术器械。

（2）麻醉与体位

采用经鼻或口腔气管插管麻醉。上、下磨牙间置入牙垫，使口腔呈张口位。仰卧位。头颅牵引下，头稍后伸，颈部垫枕，术前做徒手牵引整复齿突骨折移位达解剖位置后，布胶带固定头部。

（3）手术步骤

①在 $C_{4、5}$ 水平右侧胸锁乳突肌内侧缘，切开皮肤 16 mm，切开皮下组织及浅筋膜，用直止血钳钝性分离血管鞘内侧疏松间隙达椎前筋膜。

②插入扩大管，逐级扩大，沿血管鞘内侧缘逐渐上下分离，将扩大管送到 C_2 下缘，导入工作套管，并固定工作套管；安放内镜，调整焦距并连接监视和录像系统。

③在工作通道内镜监视下，将 C_2 下缘椎前筋膜电凝清理，暴露 C_2 下缘。把持导引针，经工作通道内，在 C 型臂 X 射线机或脊柱导航系统导引下，导引针居中沿齿突轴心线钻入。

④在 C 型臂 X 射线机或脊柱导航系统监视下，见导引针位置深度良好，拧入中空直径为 3.5 mm 或 4.0 mm 的齿突螺钉，将骨折固定。

⑤如为齿突骨折不愈合病例，可在内镜下骨折端清理并植骨。

⑥退出导引针，拆除内镜系统，关闭创口。

5. 术后处理

第一，严密观察呼吸、血压、脉搏、血氧饱和度，尤其对喉头水肿的观察。

第二，严密观察创口有无血肿形成，一旦有血肿应及时处理。

第三，应用广谱足量抗生素以防感染。

第四，术后佩戴颈围领或头颈胸支具或 Halo-vest 架，术后 3 d 起床，1 周下地行走。佩戴颈围或支具 8 ～ 12 周。

（二）内镜下寰枢关节松解复位植骨内固定术

1. 概述

自从 1999 年霍根（Horgan）等在尸体上尝试内镜引入进行前路螺钉内固定齿突以来，上颈椎内镜下手术仍处于初始阶段。其原因在于上颈椎局部解剖结构复杂，内镜显示局部结构需要一定压力的液体或气体维持，常规肉眼直视手术与镜下放大操作有较大的视觉差异，还有镜下操作带来手与眼配合问题等均使临床工作者面临挑战。因此，上颈椎内镜辅助下手术既要求术者具有丰富的上颈椎前路手术的经验，又要求术者熟练掌握内镜手术操作技巧。2003 年，国内吕国华采用开放入路将内镜导入进行上颈椎松解减压，并做后路固定植骨融合，取得了良好临床效果。2004 年，池永龙运用经皮内镜辅助下咽后颈前路松解复位与经皮穿刺 $C_{1、2}$ 侧块螺钉固定植骨融合技术治疗难复性 $C_{1、2}$ 骨折脱位，均取得良好效果。此种方法虽然操作难度高、风险大，但其操作方法可行、组织创伤小、出血少、术野清晰、精确度高，为治疗上颈椎疾病提供了一种新的手术方式。

2. 原理与优缺点

经皮内镜下颈前路 $C_{1、2}$ 微创技术通过内镜置入在咽后进行上颈椎松解和减压，并做前路经皮固定和植骨融合。临床实践证实此技术安全有效，能达到传统开放手术的疗效，且创伤小，恢复快。但内镜手术和常规肉眼直视手术有较大的视觉差异，有操作习惯的转变过程和手 - 眼视轴适应过程，手术的成功不仅要求手术医生有丰富的上颈椎前路手术经验、解剖知识，还需要熟练掌握内镜下手术技巧，以免造成严重的组织或器官损伤。

3. 手术适应证与禁忌证

（1）手术适应证

① $C_{1、2}$ 类风湿关节炎；②先天性颅颈部畸形；③颅底凹陷症；④ $C_{1、2}$ 骨折脱位；⑤寰枢椎原发肿瘤；⑥寰枢椎结核。

（2）手术禁忌证

①活动性感染灶存在；②后部结构压迫脊髓；③松解后不能复位者；④不能耐受手术者。

4. 手术操作

（1）术前准备

由于此手术需将气管推移，因此术前必须做气管推移训练。常规术前一天应用广谱抗生素，术中待抗生素在麻醉生效后滴注；术前备脊髓诱发电位监测仪器，保证手术的安全。手术器械准备：术前要认真检查和调试内镜的各个部件。检查经皮内固定的各种器械。调试光源系统和摄影监视系统，以保证手术顺利实施。内镜器械包括 Woff 公司生产的 5 mm30° 镜头、成像监视系统、超声电凝、电切系统、特制内镜下刮匙、髓核钳和咬骨钳、抽吸灌洗设备、专用高速磨钻。经皮器械包括中空穿刺管、中空扩大管、中空保护套管、中空螺钉和多种特制刮匙。

（2）麻醉与体位

经鼻或口腔气管插管麻醉。上下磨牙或门牙间置入牙垫，使口腔处于张口位，得到良好的 $C_{1、2}$ 正位像。头颅牵引下仰卧位。头部中立、颈后垫枕，稍后伸，胶布固定头部，防止术中操作时因头颅移动导致操作失误。床头降低 10°，利于 $C_{1、2}$ 的显露和操作。

（3）步骤

①左侧 $C_{2、3}$ 水平胸锁乳突肌内侧缘做横形切口 10 mm，切开浅筋膜后，用直止血钳经颈动脉三角沿血管鞘内缘做钝性分离，C 型臂 X 射线机透视确定下直达 $C_{2、3}$ 左侧椎前。

②退出止血钳，插入内径可通过 5 mm 内镜的 Troca，置于 $C_{2、3}$ 水平椎前位置后，将 Troca 向 $C_{1、2}$ 处深入。在操作过程中，用超声电刀或双极电凝分离，对周围组织止血，注意切勿损伤咽后组织。然后，注入 0.9 % 生理盐水在咽后壁形成一空腔。

③导入 5 mm 直径 30° 内镜，可以清楚观看 $C_{1、2}$ 周围解剖结构（图 3-1）。

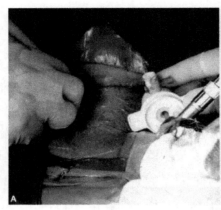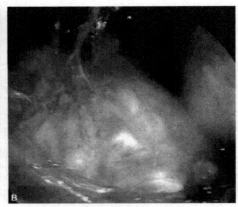

图 3-1　置入内镜观察 $C_{1、2}$ 周围解剖结构

A. 左侧置入腔镜观察；B. $C_{1、2}$ 椎前镜下结构

④右侧 $C_{2、3}$ 水平胸锁乳突肌内侧缘同样步骤置入 Troca，导入操作器械，左右两侧形成相通，在内镜下进行操作。

⑤切开椎前筋膜，暴露颈前肌，认定寰椎前弓，枢椎椎体及 $C_{2、3}$ 椎间盘。用电凝或超声刀切断附着在 C_1 前结节的颈长肌并将其剥离，暴露寰枢椎前弓，左右约 1.5 cm，以及 C_2 椎体。

⑥确定中线位置并做好标记，切开寰枢椎前关节囊，用超声刀或电凝钩、角度刮匙、高速磨钻彻底清除瘢痕组织、异常骨化组织，暴露 $C_{1、2}$ 侧块关节及齿突畸形骨面。

⑦根据需要，用高速磨头切除寰椎前弓，注意两侧不得超过 1.5 cm，磨除齿突尖部或枢椎椎体后缘。

⑧当松解或切除 $C_{1、2}$ 前方组织后，$C_{1、2}$ 间有移动空间，此时在 $C_{4、5}$ 水平右侧经皮插入 2.5 mm 头部带螺纹的克氏针，在内镜观察和 C 型臂 X 射线机监视下，将此针于正中沿齿突轴心线钻入齿突。将克氏针尾部向下牵压，可以使 $C_{1、2}$ 得到满意解剖复位。

⑨经皮或经两侧 Troca 在内镜和 C 型臂 X 射线机正、侧位监视下，置入 3.5 mm 或 4.0 mm 中空螺钉做 $C_{1、2}$ 侧块关节固定。

⑩继续进行 $C_{1、2}$ 前方操作直至脊髓彻底减压，然后做前方植骨融合。

5. 术后处理

第一，麻醉清醒后，应持续监测肺通气功能、血氧饱和度，重复监测脊髓诱发电位和神经学检查。

第二，气管插管可以根据肺通气功能和血氧饱和度情况保留 24 ～ 48 h。

第三，维持颅骨牵引或佩戴颈围或 Halo-vest 架固定。

第四，术后严密观察引流量、颜色，如有脑脊液漏必须及时处理。

第五，术后严密观察有无咽喉急性水肿迹象，一旦发生应及时处理。

第六，积极选用广谱抗生素治疗并做早期功能练习。

（三）内镜下颈前路减压植骨内固定术

1. 概述

MED 是一种经后路椎板间隙腰椎内镜手术系统，在内镜辅助下通过 1.5 cm 的工作通道完成全部手术操作，被誉为微创与腔镜脊柱外科紧密结合。借助此项技术应用到颈椎前路减压植骨融合内固定，这是近年来颈椎外科工作者的一项新的创举。

2. 原理与优缺点

内镜下颈前路减压植骨内固定术在内镜下显露椎间隙，并行椎间盘摘除，刮除骨赘，可切除后纵韧带，进行彻底减压，并行椎间融合和内固定治疗，内镜下颈椎前路手术能达到开放颈椎前路手术的疗效，而且具有手术切口小，颈前软组织牵拉轻，术后咽喉部创伤反应小及手术视野清晰、操作精细和可视性强等特点。但也有不足：有限的手术视野、操作空间和固定节段，椎间撑开困难导致手术适应证窄；要求术者有丰富的开放手术经验、解剖知识及熟练的镜下操作技能；需有特殊的设备和器械及术中反复的 C 型臂 X 射线机定位，增加患者和术者的放射线暴露。

3. 手术适应证与禁忌证

（1）适应证

①C_3 ～ C_6 退行性颈椎疾病伴节段颈椎不稳者；②单间隙的颈椎间盘突出压迫脊髓伴同节段的颈椎不稳者；③创伤性颈椎半脱位或全脱位经闭合复位后需行颈椎稳定性重建者；④创伤性单节段颈椎间盘突出压迫脊髓需手术减压或稳定性重建者。

（2）禁忌证

①需行双节段颈椎间盘减压者；② C_2 ～ C_3 节段颈椎间盘突出或不稳者；

③需行颈椎体次全切除跨节段颈椎钢板内固定者；④颈椎后纵韧带钙化或严重颈椎间盘钙化者；⑤长期服用镇痛药物，凝血功能较差者；⑥颈椎间隙严重狭窄而头颅牵引难以牵开者；⑦常规颈前路手术的禁忌证。

4. 手术操作

（1）术前准备

①气管推移训练：METRX 颈前路手术的术前准备与常规颈前路手术基本一致，尽管 METRX 颈前路手术切口小，手术工作通道比较固定，对气管、食管牵拉少，但是术中诸多原因而需转换手术方式，气管推移训练还是必须的，因此能减少术后咽喉疼痛和吞咽困难，防止急性咽喉水肿和气管痉挛所致的呼吸困难。

②术前 C 型臂 X 射线机定位：精确的手术定位监视是保证手术安全成功的关键，为确保手术安全，术前应头颅牵引并在 C 型臂 X 射线机下确定牵开程度，调整颈椎正常解剖序列和生理前曲度，并用布胶带固定好头部；METRX 颈前路手术许多关键操作步骤都需在动态监控下进行和完成，术前应正确标定手术节段，判断工作通道位置是否得当（工作通道口与颈前缘影像正好相接）。

③认真选择内置物：METRX 颈前路手术对内置物要求较高，术前应根据影像学资料，认真选择内置物，应充分准备各种型号、规格、形态和不同材料的内置物，使术中有足够的选择余地，以便手术成功。

（2）麻醉与体位

气管插管麻醉或局部神经阻滞麻醉，体位采用仰卧位。

（3）手术步骤

①头部固定：头颅牵引下，肩部垫薄垫，头稍后伸，术前以 C 型臂 X 射线机监测定位。

②取右侧胸锁乳突肌前缘横切口 1.5 cm，切开皮肤、皮下组织、颈阔肌、双极电凝止血。沿胸锁乳突肌前缘钝性分离，将胸锁乳突肌和颈动脉压向外侧，气管、食管推向内侧，直至颈椎前面。

③将导针插入颈椎间隙 C 型臂 X 射线机定位。确定间隙后，沿导针逐级扩张套管，固定工作通道。连接显示及摄像系统，调整焦距及视野位置。长柄手术刀和剥离器剥离椎前软组织及前纵韧带，双极电凝止血，显露颈纤维环。

④用髓核钳咬除大部分颈椎间盘，用小咬骨钳或长柄小骨凿凿去上位椎体下缘唇状骨质以扩大病变间隙，用多种型号刮匙去除残余的椎间盘组织直至椎体后

缘。用刮匙刮除相邻椎体软骨终板后，采用椎间融合器融合或固定，但注意保留软骨下骨性终板。

⑤适度增加头颅牵引重量或采用微型撑开器扩大病变椎间隙。用微型咬骨钳去除椎体后缘骨赘和压迫物，必要时切除后纵韧带，彻底减压脊髓神经。

⑥C 型臂 X 射线机透视下测量和确定椎间隙高度，选择合适自体髂骨块做椎间植骨。

⑦椎间植骨完成后，选用合适长度的钢板，7 号缝线从钢板一侧螺孔贯穿，以防钢板滑脱。垂直将钢板送入操作套管内。钢板覆盖在椎间植骨处，C 型臂 X 射线机透视下，钢板居中，然后将螺钉拧入，完成钢板螺钉固定。

⑧冲洗创口，退出工作套管，放置引流管，缝合创口。

5. 术后处理

第一，常规观察生命体征。

第二，注意呼吸通畅，如血氧饱和度监测，必要时吸痰给氧。维持氧饱和度在 96 % 以上。

第三，颈椎佩戴颈围制动，鼓励术后深呼吸，在床上功能锻炼。

第四，术后 2 ～ 3 周，佩戴颈围下地活动。

（四）内镜下颈后路椎间孔减压术

1. 概述

传统的颈后路颈椎手术由于切口大，软组织剥离多，出血多，术后导致颈部疼痛和颈肌痉挛现象已有报道。后路广泛切除椎板，术后易引起"鹅颈样"畸形。为避免大切口和术后并发症，微创开窗椎板或椎间孔切开治疗一侧椎间盘突出或椎间孔处骨赘压迫神经根已广泛应用。

2. 原理与优缺点

内镜下颈后路椎间孔减压术在内镜下显露神经根和硬膜囊，行椎间孔切开减压、椎间盘摘除，彻底松解神经根。与传统颈椎病手术相比有以下优点：避免前路手术椎动脉损伤、喉返神经损伤和植骨块脱位等重要并发症的发生，避免术后长期颈部制动，缩短了康复时间，且无须行椎体融合，避免了颈椎融合术后邻近节段退变，手术操作于通道内进行，无须广泛剥离椎旁肌，减少传统后路手术后颈部肌肉痉挛和疼痛等现象发生。但该项技术在狭小的空间操作，所需技术较高，有一定的学习曲线，操作不当易损伤神经。

3. 手术适应证与禁忌证

（1）适应证

①侧方椎间盘突出压迫神经根产生相应的根性症状和体征者；②骨赘压迫神经根产生相应的根性症状和体征者；③椎间盘或骨赘压迫椎间孔处神经根产生相应根性症状和体征，经保守治疗无效者。

（2）禁忌证

①合并脊髓型颈椎病者；②中央型颈椎间盘突出或颈椎管狭窄者。

4. 手术操作

（1）术前准备

准备可调节的 U 形头架或 Mayfield 头架以固定头部，有利于术中保持颈椎稳定。术前准备颈椎后路钥匙孔减压所需的各种器械、光源系统和摄影监视系统，并调试。

（2）麻醉与体位

经口或鼻气管内插管麻醉，或局部神经阻滞麻醉。一般采用俯卧位，具备严格的可调节的颈椎固定架，使颈椎处于轻度屈曲以更加充分暴露椎板间隙，同时要防止眼睛及其他敏感面部器官的压力过大，且减少腹部的压迫，保持足够的通气量。病态肥胖或伴有通气量降低的患者可以采用侧卧位。使颈椎保持轻度屈曲位，头颅牵引一直保持颈椎稳定。下方肢体应在腋部垫高，以防肢体血流受阻。

（3）手术步骤

①以 C_2 或 C_7 棘突为定位骨性标志，计算上下椎体节段，再以 C 型臂 X 射线机正确定位。以目标椎间隙为中心做纵向正中切口 1.6～2 cm。

②中线切开浅筋膜至颈部韧带——斜方肌、菱形肌和肩胛提肌的脊柱附着点，防止棘上韧带和棘间韧带复合体的损伤。

③沿中线边缘分离深层筋膜一般不会导致出血，首先插入最细套管，逐级扩大，并插入最后一根套管，其次沿扩大管插入工作套管。以自由臂坚强固定工作套管，连接显示及摄像系统，调节焦距及视野位置，再次透视确定手术间隙。

④小心分离，避免穿透黄韧带损伤脊髓，继续向侧面分离直至暴露同侧关节突关节。电凝止血时应注意不要破坏关节突关节的关节囊。

⑤在内镜下，利用高速磨钻（M_8）在椎板的外侧和关节突关节内侧缘之间

切除部分椎板和关节突关节内侧 1/3～1/2，形成一个卵圆形或圆形的开窗。

⑥首先去除上节椎板后外侧部分及下关节突的内侧部分，再去除上关节突的内侧部分及下椎板侧角连带椎弓根的内侧面。神经根恰位于椎弓根的正上方和上关节突的下方。

⑦在黄韧带的侧缘正下方的疏松组织中有硬膜外静脉，应仔细切开黄韧带，可以安全暴露脊髓硬膜的外侧部分。常以硬膜外侧缘作解剖标志，进一步沿神经根入椎间孔处进行分离。

⑧分离暴露椎弓根内侧面和椎管底部，分清硬膜外侧和椎体后外侧之间的硬膜外间隙，向上分离，从而暴露椎间盘。为了避免对神经根的机械性压迫，去除椎间孔后壁，进一步切开下关节突，从而可直视上、下椎弓根和触及椎间孔外侧长约 5 mm 的神经根。

⑨致密的根袖神经旁的粘连是神经根在椎间孔位卡压的常见原因，必须仔细应用双极电凝将神经根从骨性椎管中游离出来。此时可确定突出的椎间盘及其下方的骨赘的位置。

⑩椎间盘碎块常通过纤维环和后纵韧带突出压迫硬膜囊或神经根，将神经根向上或向下牵开，用小型颈椎髓核钳及其他器械将突出的椎间盘切除。突出的椎间盘碎块通常是多个，位于神经根的前上或前下或神经根腋部，位于神经根头侧比尾侧常见。必须切记手术入路不宜进入椎间盘间隙中，否则将引起脊髓或神经根的损伤。

5. 术后处理

第一，术后严密观察创口局部引流量、颜色。如出现引流量突然增加，或出现新鲜血液或出现局部组织肿胀，应视为有活动性出血存在，及时探查创口。若引流液澄清、量多为脑脊液漏存在，必须早日拔除引流管，局部加强缝合或加压沙袋。

第二，保证麻醉复苏后呼吸道通畅，术后至 72 h 内应严密观察咽喉部有无水肿、多痰及呼吸急促、窘迫等现象，一旦发现应及时处理。

第三，术后应立刻佩戴颈围 3～4 周。

第四，术后使用足量抗生素，以防感染，适量类固醇应用以减轻水肿。

第五，应尽早做术后功能锻炼，防止肺炎、泌尿系感染、深部静脉血栓形成等。

四、围术期处理

内镜下颈椎手术是一种难度较大的手术，处理不当易出现各种并发症，应根据患者的不同情况，做好充分的术前准备，同时加强术后的各项工作，可有效预防并发症的发生。

（一）术前准备

1.肝、肺、心、肾功能检测

术前必须做肝功能、肺功能和肾功能检测，如有肝、肺、心、肾功能不全，应在术前给予相应治疗，达到正常的检验值，方可进行手术。

2.指导患者合理饮食

上颈椎疾患患者需做好口腔及鼻腔的检查和局部的消毒处理，同时指导患者进行练习深呼吸及有效咳嗽、咳痰的方法，加强床上肢体功能锻炼及床上大小便训练。

3.气管推移训练

由于此手术需将气管推移，因此术前必须做气管推移训练；由于气管移位可以引起呼吸通气功能障碍，或气管受刺激导致呛咳，或长时间牵拉气管可以引起咽喉急性水肿等，为使患者术后出现最小的反应和损害，术前气管推移训练显得十分必要，通常每天做 3 次，每次 15～30 min，气管均需推过中线，维持训练 4～7 d。

4.术前抗生素应用

常规术前一天应用广谱抗生素，术中抗生素在麻醉生效后滴注，严格控制以保证围术期用药的安全性和抗耐药性。

5.脊髓功能监测

如果病例复杂，压迫重，风险大，操作难度高，术中减压易导致脊髓神经的损伤，术前必须备脊髓诱发电位监测仪器，保证手术的安全性。

6.C 型臂 X 射线机定位

麻醉生效后固定头部位置，设定 C 型臂 X 射线机的投照角度、球管距离和照射剂量，如行上颈椎手术，术前应得到良好 $C_{1、2}$ 张口位像和侧位像，确定手术的位置所在及螺钉固定的位置。术中不能随意改变 C 型臂 X 射线机位置及角度，以免妨碍手术操作质量导致手术失败。

7. 手术器械准备

术前要认真检查和调试内镜的各个部件，检查经皮内固定的各种器械，调试光源系统和摄影监视系统，以保证手术顺利实施。

（二）术中处理

术中使用抗生素预防感染，双下肢穿弹力袜，注意肢体保暖，可采用术中使用暖风机、暖输液等措施。

（三）术后处理

术后措施包括：

1. 术后血压监测

颈椎术后进行血压监测是十分重要的，特别是对于那些可能发生硬脑膜外血肿的患者。

2. 呼吸道管理

术后遵医嘱给予氧气雾化吸入，最好使用经痰液培养和药物敏感试验后的敏感抗生素，雾化液中也可加适量的糜蛋白酶 5 mg 和地塞米松 5 mg，以化解痰液和稀释分泌物，并达到减轻咽喉水肿及消炎的作用。

3. 预防胃肠道出血

使用抗酸剂应该作为颈椎手术患者后常规用药的一部分。

4. 预防深静脉血栓和肺栓塞

对于长期卧床或瘫痪患者，可通过使用气压泵、双下肢按摩等机械预防。

5. 加强腹部按摩

预防发生胃肠张力降低和麻痹性肠梗阻。

6. 尿潴留

应避免长时间的持续留置导尿，对于脊髓病患者应建立有计划的膀胱护理。

7. 预防压疮

压疮的防治包括每 2 h 翻身一次，早期对受压区进行皮肤护理。

第二节　颈椎疾病经皮内镜技术

一、应用解剖

微创颈椎手术的一个显著特征是手术视野局限，对目标术区周围的解剖结构显示欠佳甚至不能显示，存在着损伤术野周围颈部结构的风险。对颈部解剖结构的熟练掌握是学习经皮内镜颈椎手术技术、降低手术风险并保证良好手术疗效的必要环节。颈椎的前方主要有贯穿头、颈、胸部的大血管和神经，以及食管、气管和甲状腺等脏器。因寰椎和枢椎位置高且形态及毗邻特殊等原因，通常将两者作为上颈椎，第 1 ～ 3 颈椎则作为下颈椎。颈椎的主要经皮微创手术入路应用解剖情况分述如下。

（一）前路经皮颈椎手术

1. 入路简介

仰卧位，在颈前一侧根相术中透视确定手术节段并做 0.8 cm 的横切口，全层切开皮肤，钝性分离颈阔肌。纵向松解颈深筋膜，沿胸锁乳突肌前缘内侧用手指向对侧推开颈内脏鞘，于颈内脏鞘与颈血管鞘间隙穿刺进针，即可抵达颈椎体前外侧面的椎前间隙。

2. 应用解剖学要点

入路依次经过皮肤、浅筋膜和颈阔肌、封套筋膜、颈动脉鞘与内脏鞘间隙、椎前筋膜、椎前间隙、椎前肌，抵达脊柱颈段。第 2 至第 6 颈椎节段的手术可选择从左侧或右侧进入，这取决于患者治疗需要和手术医生的经验与偏好。第 6 颈椎至第 1 胸椎节段则多采用左侧入路，因右侧喉返神经于颈根部绕锁骨下动脉发出后走向内侧的气管食管间沟前方，位置较左侧高、浅，容易被损伤。但在左侧入路时，应注意胸导管在第 7 颈椎高度弓形向外，经颈动脉鞘后方绕出并注入左静脉角。此处的胸导管位置较表浅，容易寻找，在找到后适当解剖游离并保护，可避免在深部的操作中造成损伤。胸导管后方的椎动脉、甲状颈干、膈神经及交感干也应加强保护。

气管前筋膜包裹咽、喉、食管、气管等结构形成内脏鞘，其内还有在气管食管间沟内上行的喉返神经。颈动脉鞘为颈深筋膜向两侧的扩展包绕颈总动脉、颈内动脉、颈内静脉和迷走神经形成的筋膜鞘。两鞘之间的深筋膜薄弱，连接疏松，其间少有横行的血管和神经，故只需沿颈动脉鞘内侧稍作钝性分离，即可分别向两侧牵开两鞘，暴露颈椎前方结构。

椎前筋膜覆盖颈长肌等椎前肌和前纵韧带，两者间为椎前间隙，间隙内有位于颈动脉鞘后的交感干，贴居在颈长肌外侧缘处，应避免损伤。

颈长肌位于脊柱颈部和上 3 个胸椎体的前侧面，其下内侧部起自第 1 ～ 3 胸椎体和第 5 ～ 7 颈椎体前侧部，止于第 2 ～ 4 颈椎体前侧部及第 5 ～ 7 颈椎横突的前结节。当牵开显露不理想时，可从该肌内侧缘进行分离以显露相关的椎体和椎间盘。该肌血供较丰富，可电凝止血。

（二）后路经皮颈椎手术

1. 入路简介

俯卧位线透视定位手术节段，在棘突旁 1 cm 处行 1 cm 切口，切开皮肤、浅筋膜至深筋膜下，钝性分离斜方肌、菱形肌和肩胛提肌及穿刺途径组织，到达关节突关节表面。

2. 应用解剖要点

入路依次经过皮肤、浅深筋膜及两侧肌肉（斜方肌、菱形肌和肩胛提肌），抵达目标关节突内侧面。从后路到达脊柱的路径短，而且在穿刺途径及其稍近的两旁无重要血管和神经。

二、操作基本要求

通道引导下经皮内镜技术使手术术野相对较大，不仅可增加手术安全性、减少术中软组织损伤，也提供了在清晰图像下治疗各种颈椎间盘病变的可能，现分别对前路和后路经皮颈椎内镜技术的操作基本要求进行介绍。

（一）经皮内镜下颈椎前路椎间盘髓核摘除术

1. 手术室布置及体位

使用可透视手术床，C 型臂 X 射线透视机，颈椎内镜影像系统。将 X 射线透视机放置于手术操作者对侧。图像监视器通常放置于手术医生对侧或患者头侧。

患者呈仰卧位，使用软枕垫高肩胛部使颈部保持适当伸展位，颈下垫一约 4 cm 厚圆形衬垫。医用胶布或薄膜固定患者体位及头颈部，在保护面部的同时将双上肢沿身体轴线向远端牵拉以降低肩部位置。为固定患者体位，应将患者双膝固定在手术台上并将双侧上肢沿身体轴线向远端牵引。使用记号笔标记胸锁乳突肌内侧缘、颈正中线、胸骨上缘，并在标准侧位 X 射线透视下标记目的颈椎间隙水平。

2. 麻醉要求

经皮内镜颈椎前路椎间盘髓核摘除术采用全身麻醉。放置透视可显影胃管（插入显影导丝）。建议在手术全过程使用神经电生理监测。

3. 操作基本要求

（1）术者站位及术中定位

手术医生通常可选择从优势上肢侧入路进行手术，如右手为优势上肢的医生可选择从右侧入路进行手术（以下描述以右侧优势上肢医生手术为例）；对于侧方型椎间盘突出，则考虑从对侧入路进行手术。

术前和术中进行标准颈椎正侧位透视以确定手术节段。穿刺进针点可位于突出椎间盘的同侧或对侧。对于下位颈椎，C 型臂 X 射线透视机可适当头尾倾斜以获得标准的正位透视图像。

（2）椎间盘造影

左手中指和示指并拢下压，使用双指技术，在胸锁乳突肌内侧缘与气管食管之间垂直下压至椎体或椎间隙表面。指腹触及颈动脉搏动，将气管食管推向对侧，手指在颈动脉鞘与内脏鞘之间抵达颈椎体前方，X 射线透视确认到达的位置（图 3-2）。使用 18G 空心套管针在中指与示指之间进针，针尖方向向内约 20° 角。标准正侧位透视确定穿刺针是否成功进入椎间盘及深度术前行颈椎间盘造影并进行疼痛诱发试验将有助于疾病的诊断，造影剂注射量应控制在 1 ～ 2 mL，造影剂中加入染色剂（如亚甲蓝）将有助于在随后的手术中区别退变的椎间盘组织。

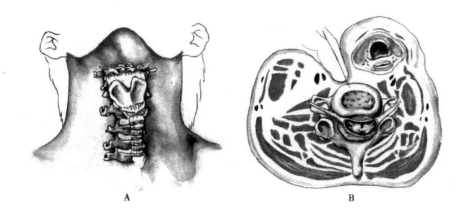

图 3-2　颈椎间盘造影术

A. 穿刺位置；B. 手足经皮压到颈椎前筋膜定位

（3）穿刺及工作通道建立

于确定的手术节段入路侧作皮肤切口，切口距前正中线 2 ～ 4 cm，长度约 8 mm，切开皮肤及浅筋膜。使用 11G 钝头穿刺针自两指间经切口穿刺，使用钝头穿刺针适当游离浅筋膜、颈部血管鞘与内脏鞘之间间隙到达椎前间隙，避免损伤颈前静脉颈椎间盘纤维环前缘穿刺点的确定非常重要。中央型突出时，纤维环穿刺点通常位于颈正中线；旁中央型突出时，纤维环穿刺点多位于颈正中线偏突出部位同侧。穿刺针经纤维环前缘进入并经椎间盘到达椎间盘后份。放置导针并进行标准正侧位透视确认。移除穿刺针，使用直径为 2.5 mm 或 3.5 mm 的扩张器沿导针逐渐扩张并进入间隙。将工作镜鞘沿扩张器放入椎间隙内后份，取出扩张器及导针，开始镜下手术。

椎体前方的骨刺有时会影响穿刺针、扩张器或工作镜鞘的置入，此时就需要在可视条件下由外向内进入目标椎间隙。可将工作镜鞘置于纤维环表面，助手可协助固定工作镜鞘，放入内镜并在镜下使用环锯和射频电极环形切开纤维环，一旦进入间隙内即可使用咬钳等工具逐步去除髓核组织。

（4）镜下操作及髓核摘除

将颈椎前路内镜放入工作镜鞘，工作镜鞘同时供手术器械出入。工作镜鞘放置的靶区应与颈椎病变所在部位一致。对于中央型颈椎间盘突出，工作通道应放置于正位透视图的颈椎正中位置。对于侧方型颈椎间盘突出，则应将工作通道放置在正位透视图的症状侧椎间孔处。工作镜鞘的前端在侧位透视图中应到达椎体的后缘。定位椎间盘突出部位或碎片在手术开始阶段往往比较困难。此时可利用激光或射频消融电极进行镜下清理，必要时可打开后方纤维环和（或）后纵韧带以便最终显露靶点。工作通道可在此过程中适当前进或后退，必要时可使用抓钳或激光对髓核碎片进行处理颈椎间盘碎片连带有纤维环或其他附属纤维组织时，可使用咬钳去除。全程应在透视监测下进行。

椎体终板后缘可因骨赘增生而造成操作途径的狭窄，此时可使用磨钻行骨切除以扩大工作空间，应避免在此过程中造成潜在的脊髓损伤。为防止术后颈椎后凸畸形的发生，应尽量保护位于椎体前中份的椎间盘组织。椎间孔处残留的骨赘组织可使用激光将其气化，或使用 Kerrison 咬骨钳、环锯等将其去除。在此过程中应随时注意观察神经根的情况。当突出部分已被去除，应使用射频电极进行髓核及纤维环成形术。当突出髓核碎片被移除后，靶区局部可能会有出血，此时可使用持续水压灌注止血，通常出血可自行停止。上述处理均完成后可撤除所有器械装置结束手术。

（二）经皮内镜下颈椎前路椎间孔狭窄扩大成形术

1. 手术室布置及体位

手术室布置及体位与经皮内镜下颈椎前路椎间盘髓核摘除术相同。使用记号笔标记胸锁乳突肌内侧缘、颈正中线、胸骨上缘，并在标准侧位 X 射线透视下标记目标椎间盘水平。

2. 麻醉要求

经皮内镜下颈椎前路椎间孔狭窄扩大成形术应在全身麻醉状态下进行，放置胃管及显影导丝并在手术全过程使用神经电生理监测。

3. 操作基本要求

（1）术者站位及术中定位

手术医生通常站立于病变对侧。术前和术中进行标准颈椎正侧位透视以确定手术节段。皮肤穿刺进针点应位于颈部的前正中线与目标椎间盘水平交界偏病变对侧 2～4 cm 处。对于下位颈椎，C 型臂 X 射线透视机可适当倾斜以获得标准的正位透视图像。

（2）椎间盘造影

术前或术中颈椎间盘造影可明确颈脊髓或神经根的受压节段及部位，有利于术中定位。

（3）穿刺及工作镜鞘建立

使用与经皮内镜下颈椎前路椎间盘髓核摘除术相同的方法进行穿刺并到达椎前。本手术颈椎间盘纤维环前缘穿刺点位于颈正中线偏病变部位对侧穿刺针经纤维环前缘进入椎间盘，向对侧钩椎关节后份穿刺并到达钩突内侧。此处为骨性阻挡结构，可安全地放置导针、扩张器及工作镜鞘。放置导针并进行标准正侧位透视确认。移除穿刺针，逐级扩张。将工作镜鞘沿扩张器放入椎间隙并到达病变钩椎关节内侧。取出扩张器及导针开始镜下手术。

（4）镜下操作及减压

将内镜放入工作镜鞘，镜鞘放置的靶区应位于病变钩椎关节后份腹侧。使用磨钻、激光、镜下环锯或 Kerrison 咬骨钳等手术器械切除钩椎关节后份及增生骨赘等骨性或软性占位结构，扩大病变侧椎间孔空间，对患侧神经根进行减压。此过程应在透视监测下进行。其他操作同"经皮内镜下颈椎前路椎间盘髓核摘除术"。上述处理均完成后，可撤除所有器械装置结束手术。

（三）经皮内镜下颈椎前路椎间盘减压术

1. 手术室布置及体位

手术室布置及体位与经皮内镜下颈椎前路椎间盘髓核摘除术相同。

2. 麻醉要求

麻醉要求与经皮内镜下颈椎前路椎间盘髓核摘除术相同。

3. 操作基本要求

（1）术者站位及术中定位

与经皮内镜下颈椎前路椎间盘髓核摘除术相同。

（2）椎间盘造影

术前或术中颈椎间盘造影加亚甲蓝等染色剂，有利于术中退变椎间盘髓核组织的辨认。

（3）穿刺及工作镜鞘放置

穿刺方法同经皮内镜下颈椎前路椎间盘髓核摘除术。穿刺针可经同侧或对侧到达椎间盘后份区域。放置钝头导针并进行标准正侧位透视确认。移除穿刺针，使用扩张器沿导针逐渐扩张并进入间隙。将工作镜鞘沿扩张器放入椎间隙后份，取出扩张器及导针，开始镜下手术。

（4）镜下操作

将颈椎前路内镜放入工作镜鞘。工作镜鞘同时供手术器械出入。直视下摘除椎间盘造影后蓝染明显退变的髓核组织。

（四）经皮内镜下颈椎椎体入路脊髓与神经根减压术

1.手术室布置及体位

手术室布置及体位与经皮内镜下颈椎前路椎间盘髓核摘除术相同。使用记号笔标记胸锁乳突肌内侧缘、颈正中线、胸骨上缘，并在标准侧位 X 射线透视下标记目的颈椎椎体水平。

2.麻醉要求

经皮内镜下颈椎椎体入路脊髓与神经根减压术应在全身麻醉状态下进行，应在术前放置胃管及显影导丝并在手术全过程使用神经电生理监测。

3.操作基本要求

（1）术者站位及术中定位

手术医生通常从优势上肢侧入路进行手术，如右手为优势上肢的医生可选择从右侧入路进行手术。根据脊髓或神经根受压部位的不同，可选择同侧或对侧经椎体入路进行手术。术前和术中进行标准颈椎正侧位透视以确定手术节段。穿刺进针点常位于手术椎体的前中份。对于下位颈椎，C 型臂 X 射线透视机可适当倾斜以获得标准的正位透视图像。

（2）椎间盘造影

如果致压物不是椎间盘髓核组织，那么一般不需要造影。

（3）穿刺及工作镜鞘放置

在目的颈椎椎体节段前外侧作皮肤切口，切口距前正中线 2 ～ 4 cm，长度约 8 mm，切开皮肤及皮下筋膜。使用 11G 钝头穿刺针自两指间经切口穿刺，使用钝头穿刺针适当游离皮下筋膜、颈部血管鞘与内脏鞘之间间隙到达椎体前方。通常情况下，穿刺针在 X 射线透视引导下于病变侧同侧经椎体向靶点穿刺，穿刺针进入深度约为椎体 1/3。拔除穿刺针内芯放置导针，将导针放置进入椎体内并进行标准正侧位透视确认。移除穿刺针，使用扩张器逐级扩张软组织到达椎体表面。将短斜面工作通道沿扩张器放入椎体内，该过程需要使用骨锤敲击并在 X 射线透视辅助下调整工作通道的位置。工作通道在椎体内到达靶点过程中可使用环锯辅助去除椎体骨质。通道放置过程应避免对内脏鞘及血管鞘内重要组织结构的损伤。到达目标区域后取出扩张器及导针，开始镜下手术。

（4）镜下操作及减压

将内镜放入工作通道，通道放置的靶区应与颈脊髓或神经根受压部位一致。对于中央型软性或硬性突出，工作通道应放置于正位透视图的颈椎正中位置；对于侧方型椎管内突出，则应将工作通道放置在正位透视图的症状侧靶点处。使用磨钻、镜下环锯或 Kerrison 咬骨钳等其他手术器械对骨性通道进行深部延伸，逐步突破椎体的后缘，必要时可打开后纵韧带以便最终显露靶点。咬钳及磨钻充分去除造成压迫的骨性和软性组织，减压脊髓与神经根。

上述处理均完成后，撤除所有器械装置，结束手术。

（五）经皮内镜下颈椎后路椎间孔切开术

1. 手术室布置

使用 Mayfield 头架的可透视手术床或俯卧头托胶布固定，C 型臂 X 射线透视机，脊柱内镜系统。将 X 射线透视机放置于手术操作者对侧。图像监视器通常放置于手术医生对侧或患者头侧。

2. 麻醉及体位

后路经皮内镜颈椎手术推荐采用全身麻醉，也可局部麻醉。如采用全身麻醉，减压使用神经电生理监测以避免因不能与患者实时交流而导致的脊髓神经损伤风险。俯卧位，Mayfield 头架固定患者头部于中立位并保持头颈部适当屈曲，将患者自背部以下固定在手术台上并将双侧上肢沿身体轴线向远端牵引。手术入路应位于患者症状侧。将 C 型臂 X 射线透视机置于手术入路对侧，并行标准正侧位透视以确定手术节段。使用记号笔标记后正中线，并在标准正位 X 射线透视下标记目的颈椎棘突及间隙水平。

3. 手术操作要求

（1）术者站位及脊柱内镜选择

手术医生通常站立于患者侧进行手术。通常在后路经皮内镜颈椎手术中使用直径为 5.9 ～ 6.9 mm 的内镜系统。

（2）穿刺及通道建立

在 C 型臂 X 射线机引导下，于已标记的目的颈椎间隙水平患侧棘突外 1.5 ～ 2.0 cm 处为进针点，作 10 mm 左右切口，切开皮肤、浅筋膜及项筋膜。若手术需处理相邻两个节段，则切口可位于两个目的椎间隙之间。

使用 18G 空心套管针或钝头扩张器进行穿刺定位。穿刺针由后向前，自棘突中线外 2 cm 处穿刺达侧块背面，X 射线透视确认后放入导针。逐级扩张肌肉等软组织。透视确定位置。将工作镜鞘沿扩张器放置到位并取出扩张器，开始镜下手术。与颈椎 MED 系统不同的是，后路颈椎经皮内镜系统没有与手术台相连的固定臂，其镜鞘及整个内镜系统是依靠手术医生手握固定的。

（3）手术操作

使用双极电凝与镜下咬钳去除椎板和小关节突内侧附着的软组织，显露骨性结构。用磨钻在骨表面磨出小窝，再次透视定位确认为靶节段。显露上位椎板下缘和下位椎板上缘呈叠瓦状在小关节突内侧交界处形成 Y 字形关节复合体。该处是本手术一重要解剖标志，为骨性结构切除的起始点。

将上位椎板下缘部分磨除并显露黄韧带，向外研磨至下关节突内 1/2，磨除内侧 1/2 上下关节突，向内磨除下位椎板上缘。

使用颈椎镜下咬骨钳由内向外将黄韧带从其在上、下椎板及关节突上的附着点剥离去除，显露硬膜囊、神经根（图 3–3）。椎间孔大部分切开减压即完成。

当止血满意后，可撤除手术器械，全层缝合 1 ～ 2 针。结束手术。

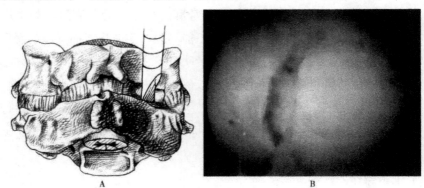

图 3-3　内镜下颈椎小关节内缘部分磨除

A. 颈椎小关节内缘部分磨除示意图；B. 内镜下颈椎小关节内缘部分磨除以显露硬膜囊

（六）经皮内镜下颈椎后路椎间盘髓核摘除术

1. 手术室布置

经皮内镜下颈椎后路椎间盘髓核摘除术使用配备有 Mayfield 头架的可透视手术床，C 型臂 X 射线透视机，脊柱内镜系统。将 X 射线透视机放置于手术操作者对侧。图像监视器通常放置于手术医生对侧或患者头侧。

2. 麻醉及体位

推荐采用全身麻醉。使用神经电生理监测，以避免因不能与患者实时交流而导致的脊髓神经损伤。全麻诱导并经气管插管后，将患者呈俯卧位置于可透视手术台上。使用 Mayfield 头架固定患者头部于中立位并保持头颈部适当屈曲，将患者自背部以下固定在手术台上并将双侧上肢沿身体轴线向远端牵引。手术入路应位于患者症状侧。将 C 型臂 X 射线透视机置于手术入路对侧，并行标准正侧位透视以确定手术节段。使用记号笔标记后正中线，并在标准正位 X 射线透视下标记目的颈椎间隙水平。

3. 手术操作要求

（1）术者站位及脊柱内镜选择

手术医生通常站立于患侧进行手术，可使用直径为 5.9 ～ 6.9 mm 的内镜系统。

（2）穿刺及镜鞘放置

在 C 型臂 X 射线机引导下，于已标记的目的颈椎间隙水平患侧棘突外 1.5 ～ 2.0 cm 处为进针点，作 10 mm 左右切口，切开皮肤、浅筋膜及项筋膜。若手术需处理相邻两个节段，则切口可位于两个目的椎间隙之间。

使用 18G 空心套管针或钝头扩张器进行穿刺定位。右后向前穿刺侧块，X 射线透视确认后放入导针。逐级扩张肌肉等软组织。将工作镜鞘沿扩张器放置到位并取出扩张器，开始镜下手术。

（3）手术操作

使用双极电凝与镜下咬钳去除椎板和小关节突内侧附着的软组织，显露骨性结构。通常使用金刚砂球头磨钻或单边锥形头磨钻在骨面磨出一小凹，利用神经探子置于小凹处，透视定位以保证手术靶点。分离显露上位椎板下缘和下位椎板上缘呈叠瓦状在小关节突内侧交界处形成 Y 字形关节复合体。该处是本手术一重要解剖标志，为骨性结构切除的起始点。

将上位椎板下缘先行部分磨除并显露黄韧带，根据髓核突出情况向外磨除骨至下关节突内缘或中内 1/3，去除相应部分上下关节突，向内磨除下位椎板上缘。

使用颈椎镜下咬骨钳或髓核钳由内向外将黄韧带从其在上、下椎板及关节突上的附着点剥离，初步显露硬膜囊、神经根及其深面的椎间隙。在此之后，应使用神经探钩自椎弓根内侧向外探查椎间孔。

根据病变部位的不同，神经探钩或钝头剥离器可用于显露颈神经根的腋部或肩部，探查并去除突出的髓核组织。当止血满意后，可撤除手术器械，全层缝合 1 ～ 2 针，结束手术。

三、适应证与手术操作

颈椎间盘病变的病理生理学与脊柱其他部位椎间盘退行性变相同，椎间盘先发生肿胀，随后纤维环出现进行性退变，因此在正常退变过程中可以并发症状明显的髓核突出。椎间盘内静水压和过度活动均可能是该病理变化的诱因，局部节段过度活动可导致颈椎不稳定、椎间小关节退行性改变，或者两者同时存在。与腰椎不同，颈椎的肥大性改变主要发生于钩椎关节，最后在小关节突和椎体周围发生肥大性改变，引起颈椎进行性僵硬和活动丧失。多种炎性因子，如基质金属蛋白酶、氮氧化物、前列腺素 E_2 和白细胞介素 –6 等，参与了椎间盘退变的生物化学过程。

颈椎间盘疾病通常可分为四类：

第一，单侧椎间盘突出压迫神经根。

第二，椎间孔骨赘或硬性椎间盘突出压迫神经根。

第三，椎间盘软性突出在中央压迫脊髓。

第四，颈椎小关节突增生内聚的骨赘压迫脊髓。

颈椎间盘突出所致的症状和体征分为与脊柱本身有关的症状、与神经根受压有关的症状和与脊髓有关的症状三类。颈痛、肩胛区内侧疼痛和肩部疼痛很可能与弓椎间盘和脊柱周围的原发疼痛有关，椎间盘造影诱发试验往往可复制上述症状，节段性椎间盘或小关节突封闭可作为诊断和鉴别诊断的方法。

神经根压迫常伴有上肢和胸部放射痛，以及手指麻木和肌力减退等症状。颈椎间盘病变也可能出现类似心脏疾病的表现，伴有胸痛和上臂痛。通常根性症状呈间歇性，并常伴有更多见的颈部和肩部疼痛。

中央型脊髓压迫（脊髓型颈椎病）的体征独特而多变。疼痛定位不明确而呈实质性，疼痛可能只是次要的症状。偶尔在颈部过伸时出现锐痛或广泛的刺痛，其表现类似多发硬化患者的症状。有时可伴有下肢无力或行路不稳等症状。

椎间盘或骨赘在外侧压迫神经根的体征主要表现为神经功能受损。通过检查多群肌肉、多平面腱反射及感觉异常，可以对损伤部位准确定位，但由于肌肉是多神经支配，在确定受损神经根时可能会出现混淆。因此，椎间盘造影、脊髓造影和其他影像学检查方法通常对明确诊断有帮助。

颈椎间盘病变的主要手术指征包括：

第一，非手术治疗无效。

第二，神经损伤或损伤进行性加重。

第三，根据对患者颈脊髓病变的研究，预测病变将进行性加重。对于多数患者，持续性疼痛是主要的手术指征。经皮内镜颈椎手术方式和入路的选择取决于病变位置及病变类型；软性后外侧椎间盘突出可选择经后路方式，软性中央型椎间盘突出可选择前路方式，硬性外侧突出或椎间孔骨赘形成压迫神经根可选择经后路方式，特殊类型软性或硬性突出可选择内镜下经椎体途径进行治疗。

（一）经皮内镜下颈椎前路椎间盘髓核摘除术（A-PECD）

1. 适应证与禁忌证

（1）适应证

颈椎间盘突出症（单侧或双侧）。在以下情况时，有手术指征，可考虑经皮内镜下颈椎前路椎间盘髓核摘除术。

①患者明确出现头、颈痛或上肢放射痛。

②患侧上肢出现紧缩或麻木感。

③患侧上肢感觉减退或肌力下降。

④ MR 或 CT 检查显示颈椎间盘突出或伴钙化。

⑤经过 6 周保守治疗无明显缓解或症状进行性加重。

⑥颈椎间盘造影显示诱发试验阳性。

（2）禁忌证

①多节段重度颈椎间盘退变，节段性失稳或畸形。

②严重的中央型颈椎管狭窄（骨性）。

③严重的椎间孔狭窄。

④颈椎肿瘤。

⑤颈椎感染。

2. 手术器械

手术过程中需要使用以下工具。

（1）18G 空心套管针，11G 空心套管针。

（2）金属导针。

（3）扩张管。

（4）镜鞘。

（5）镜下环锯。

（6）镜下咬骨钳和剪刀。

（7）镜下椎板咬骨钳（Kerrison 咬骨钳）。

（8）完整的内镜系统（包括镜头、光源、图像传输系统、高清显示器等）。

（9）射频双极电凝。

同其他脊柱内镜手术一样，手术医生应在经过完整培训后使用上述器械及内镜系统，以避免发生潜在手术风险及并发症。

3. 麻醉及体位

经皮内镜下颈椎前路椎间盘髓核摘除术选择在全身麻醉下进行，建议放置胃管及显影导丝，并在手术全过程使用神经电生理监测。

可透视手术床，仰卧位。使用软枕垫高肩部使颈椎保持适当伸展位，使用医用胶布或薄膜经前额固定头部。术中应注意保护患者面部，并将双上肢沿身体轴线向远端牵拉以降低肩部位置，保证更好的颈部透视野。

4. 手术步骤

第一，患者仰卧位，颈前部消毒、铺巾。

第二，在 C 型臂 X 射线透视机辅助下标记颈部前正中线和手术节段。对于下位颈椎，C 型臂 X 射线透视机可适当倾斜以获得标准的正位透视图像：

第三，使用 18G 锐性穿刺针穿刺进入颈椎间盘进行颈椎间盘造影（亦可在术前进行）。推注造影剂（造影剂：染色剂＝ 2 ∶ 1）0.5 ～ 1.0 mL。颈椎间盘造影将有助于确定手术节段，并在术中辨识椎间盘髓核组织。

第四，于手术节段入路侧作皮肤切口，切口距前正中线 2 ～ 4 cm，长度约

8 mm，切开皮肤及皮下筋膜。左手中指和示指并拢下压，指腹触及颈动脉搏动，将气管食管复合体推向对侧（双指技术）。手指在颈动脉鞘与内脏鞘之间抵达颈椎体前方。X 射线透视确认到达的位置。

第五，在 X 射线引导下，使用 11G 钝头穿刺针自两指间经切口穿刺达靶点。

第六，更换穿刺针内芯为锐性穿刺进入颈椎间盘，拔出内芯。

第七，顺空心穿刺针置入金属导针，退出穿刺针。在此过程中应防止导针滑出，否则应重复穿刺过程。

第八，经导针依次使用扩张器逐级扩张。

第九，透视辅助下将镜鞘放置到位。

第十，将颈椎前路内镜放入镜鞘。

第十一，调整工作镜鞘至颈椎病变所在部位即靶区，在透视监测下进行。

第十二，使用髓核钳或激光对髓核碎片进行处理取出。

第十三，靶区局部止血。此时可使用射频双极电凝止血，或者持续水压灌注止血。

第十四，撤除手术器械、内镜及工作通道。缝合 1 针。

第十五，术毕，给予患者佩戴颈围。

5. 手术操作注意事项

（1）注意保持进针方向的正确性，椎间盘进入点应在颈长肌内侧，椎间盘前方中外 1/2 处，以防止损伤中线的气管、食管、喉返神经及甲状腺组织，穿刺点过外则可能损伤颈长肌导致出血。

（2）穿刺针、导针、工作镜鞘及手术器械进入的深度必须在 C 型臂 X 射线机或可视图像的监视下操作。

（3）穿刺针或工作镜鞘的放置应尽量与椎间隙平行，避免颈椎体终板损伤。

（4）严格无菌操作，预防椎间隙感染，手术应在合格的手术室进行。

（二）经皮内镜下颈椎前路椎间孔狭窄扩大成形术

1. 适应证与禁忌证

（1）适应证

①颈椎病（神经根型）。

②颈椎间孔狭窄症。

（2）禁忌证

排除标准包括以下情况。

①多节段重度颈椎间盘退变，节段性失稳或畸形。

②严重的中央型颈椎管狭窄（骨性或软组织性）。

③脊柱肿瘤。

④脊柱感染。

2. 手术器械

使用器械与经皮内镜下颈椎前路椎间盘髓核摘除术相同。

3. 麻醉及体位

患者体位及麻醉要求同经皮内镜下颈椎前路椎间盘髓核摘除术。

4. 手术步骤

第一，全身麻醉后，仰卧位，颈前部消毒、铺巾。

第二，在 C 型臂 X 射线透视机辅助下标记颈部前正中线和手术节段。

第三，使用 18G 锐性穿刺针穿刺进入颈椎间盘进行颈椎间盘造影（也可在术前进行）。

第四，于手术节段入路侧作皮肤切口，切口距前正中线约 2 cm，长度约 8 mm，切开皮肤及皮下筋膜。

第五，使用双指技术，手指在颈动脉鞘与内脏鞘之间抵达颈椎体前方。X 射线透视确认到达的位置。在 X 射线引导下，使用 11G 钝头穿刺针自两指间经切口穿刺达靶点。

第六，更换锐性穿刺针内芯，穿刺进入颈椎间盘。在 X 射线透视辅助下进针并调整穿刺方向。穿刺到病变侧钩椎关节后份后拔除锐性内芯。

第七，顺空心穿刺针置入钝头金属导针，退出穿刺针。在此过程中应防止导针滑出，否则应重复穿刺过程。

第八，经导针将扩张器依次逐级扩张。

第九，透视辅助下将工作通道放置到位。

第十，将颈椎前路内镜镜头放入工作通道。

第十一，使用磨钻行病变侧钩突后份切除。

第十二，使用激光、磨钻、镜下环锯、咬钳或射频消融电极进行镜下清理软组织及骨赘。

第十三，靶区局部止血。此时可使用射频双极电凝止血，或者持续水压灌注止血，通常出血亦可自行停止。

第十四，确认神经根充分减压。

第十五，撤除手术器械、内镜及工作通道，局部适当压迫止血 3 min。缝合 1 针，关闭切口。

第十六，术毕，给予患者佩戴颈围。

5. 手术操作注意事项

穿刺针在透视引导下应达钩突后份，深入部分骨质以便于导针稳定，避免副损伤。

（三）经皮内镜下颈椎前路椎间盘减压术

1. 适应证与禁忌证

（1）适应证

①颈椎间盘突出症（膨突型）。

②椎间盘源性颈痛症。

以下情况，有经皮内镜下颈椎前路椎间盘减压术指征。

第一，椎间盘包容性突出在中央压迫脊髓。

第二，单侧或双侧包容性椎间盘突出压迫颈神经根。

第三，经磁共振（MRI）或计算机断层扫描（CT）检查显示包容性颈椎间盘突出。

第四，经过 6 周保守治疗后上述症状无明显缓解或进行性加重。

第五，颈椎间盘造影诱发试验阳性。

（2）禁忌证

与经皮内镜下颈椎前路椎间盘髓核摘除术禁忌证相同。

2. 手术器械

使用器械与经皮内镜下颈椎前路椎间盘髓核摘除术相同。

3. 麻醉及体位

患者体位及麻醉要求同经皮内镜下颈椎前路椎间盘髓核摘除术。

4. 手术步骤

第一，麻醉显效后患者仰卧位，颈前部消毒、铺巾。

第二，在 C 型臂 X 射线透视机辅助下标记颈部前正中线和手术节段。

第三，行颈椎间盘造影（亦可在术前进行）及诱发试验。

第四，于手术节段入路侧作皮肤切口，切口距前正中线 2 ～ 4 cm，长度约 8 mm，切开皮肤及皮下筋膜。

第五，在 X 射线引导下，穿刺并放置工作通道。工作通道的靶区应位于椎间盘后份。

第六，直视镜下切除蓝染退变髓核组织，检查椎间盘后份达有效减压。

第七，撤除手术器械，局部适当压迫止血 3 min。缝合 1 针，关闭切口。

第八，术毕，给予患者佩戴颈围。

5. 手术操作注意事项

髓核取出量根据术前估计及术中情况决定，在可能的情况下尽量少去除。如镜下探查发现靶区纤维环松弛明显，可利用双极射频进行纤维环成形。详见本节"经皮内镜下颈椎前路椎间盘髓核摘除术"内容。

（四）经皮内镜下颈椎椎体入路脊髓与神经根减压术

1. 适应证与禁忌证

（1）适应证

①颈椎间盘突出症。

②颈椎病（神经根型、脊髓型）。

③后纵韧带骨化症（孤立型）。

④颈椎体骨骺离断症。

在以下情况时，具有经皮内镜下颈椎椎体入路脊髓与神经根减压手术指征。

第一，单侧或双侧颈椎间盘突致颈脊髓或神经根受压并出现相应症状体征。

第二，椎体后缘骨赘形成或后纵韧带骨化引起相应节段椎管狭窄，导致颈脊髓或神经根受压明显症状。

第三，颈椎体骨骺离断症致颈脊髓或神经根受压出现明显症状。

第四，经过 6 周保守治疗无效或进行性加重。

（2）禁忌证

排除标准包括以下情况。

①多节段重度颈椎间盘退变，节段性失稳或畸形。

②脊柱肿瘤。

③脊柱感染。

2. 手术器械

（1）18G 空心套管针，11G 空心套管针。

（2）金属导针。

（3）扩张管。

（4）工作镜鞘。

（5）镜下环锯。

（6）咬钳和剪刀。

（7）镜下椎板咬骨钳（Kerrison 咬骨钳）。

（8）完整的内镜系统（包括镜头、光源、图像传输系统、高清显示器等）。

（9）射频双极电凝。

（10）镜下动力磨钻（各种磨头）。

3. 麻醉及体位

气管插管全麻，显影胃管，仰卧位，颈后垫枕。

4. 手术步骤

第一，全身麻醉后，患者仰卧位，颈前部消毒、铺巾。

第二，C 型臂 X 射线机透视标记颈部前正中线和手术节段。

第三，于目的椎体入路侧作皮肤切口，切开皮肤及皮下筋膜。

第四，使用双指技术，手指在颈动脉鞘与内脏鞘之间抵达颈椎体前方。X 射线透视确认到达的位置。

第五，穿刺针在 X 射线引导下穿刺进入椎体约 5 mm。调整至靶点方向，继续穿刺达椎体后份。

第六，置入纯头金属导针，扩张器逐级扩张椎前软组织至椎体表面。

第七，将短斜面镜鞘经骨隧道放置进入椎体约 5 mm。

第八，将脊柱内镜放入镜鞘，沿靶点方向磨除椎体骨质延伸骨隧道。

第九，在透视监视下，逐步突破椎体后缘，使用咬钳、Kerrison 咬骨钳、磨钻暴露脊髓或神经根受压靶区，并清理取出致压椎间盘、韧带或骨性组织。

第十，靶区局部止血。此时可使用射频双极电凝止血，或者持续水压灌注止血。

第十一，确认脊髓神经根充分减压。

第十二，撤除手术器械，局部适当压迫止血 3 min。局部缝合 1 针或使用手术黏胶关闭切口。

第十三，术毕，给予患者佩戴颈围制动。

5.手术操作注意事项

确保颈后小枕有效支撑，防止椎体骨穿刺时椎间活动过度。术中需反复正侧位透视引导确定骨通道达术前设计减压靶区。建议全程使用神经电生理检测，避免在此过程中对脊髓造成损伤。

（五）经皮内镜下颈椎后路椎间孔切开术

1.适应证和禁忌证

（1）适应证

颈椎间盘突出症（后外侧突出型）；神经根型颈椎病；颈椎间孔狭窄症。在以下情况时，有手术指征，可考虑经皮内镜下颈椎后路椎间孔切开术。

①患者明确出现头、颈痛或上肢放射痛。

②患侧上肢出现紧缩或麻木感。

③患侧上肢感觉减退或肌力下降。

④ MR 或 CT 检查显示颈椎间盘突出或伴钙化。

⑤经过 8 周保守治疗无明显缓解或症状进行性加重。

（2）禁忌证

①多节段重度颈椎间盘退变，节段性失稳或畸形。

②严重的中央型颈椎管狭窄（骨性或软组织性）。

③中央型椎间盘突出。

④颈椎肿瘤。

⑤颈椎感染。

2.手术器械

（1）空心套管针（11G，18G）。

（2）金属导针。

（3）扩张管。

（4）镜鞘（直径 8.0 mm 左右）。

（5）镜下咬钳和剪刀。

（6）镜下椎板咬骨钳（Kerrison 咬骨钳）。

（7）完整的内镜系统（包括镜头、光源、图像传输系统、高清显示器等）。

（8）射频双极电凝。

（9）镜下动力磨钻。

3. 麻醉及体位

气管插管全麻，俯卧位，使用 Mayfield 头架固定患者头部于中立位并保持头颈部适当屈曲。

4. 手术步骤

第一，透视定位标记后正中线及目的颈椎间隙水平。

第二，以已标记的目的颈椎间隙水平患侧棘突外 1.5 ～ 2.0 cm 处为进针点，作 10 mm 左右切口，切开皮肤、浅筋膜及项筋膜。

第三，使用 11G 空心套管针穿刺至目标节段患侧侧块背面，X 射线透视确认后放入导针。

第四，逐级扩张肌肉等软组织。将镜鞘沿扩张器放置到位，放置内镜。

第五，镜下使用双极电凝与镜下咬钳去除椎板和小关节突内侧附着的软组织，显露骨性结构。使用金刚砂球头磨钻或锥形头磨钻在骨面磨出一小凹，再次镜下透视定位。

第六，进一步射频清理暴露上位椎板下缘和下位椎板上缘，由内向外达呈叠瓦状在小关节突内侧交界处形成 Y 字形。该处是本手术一重要解剖标志。

第七，由内向外将上位椎板下缘、下位椎板上缘及关节突内侧 1/2 部分磨除。

第八，镜下咬骨钳或反咬钳由内向外将黄韧带从其在上、下椎板及关节突上的附着点剥离，显露硬膜囊、神经根及其深面的椎间隙。

第九，靶区局部止血。缝合 1 针，关闭切口。

第十，术毕，给予患者佩戴颈围制动。

5. 手术操作注意事项

若手术需处理相邻两个节段，则切口可位于两个目的椎间隙之间。根据突出间盘位置及患者椎管情况，决定术中磨除小关节范围，避免对小关节突的过度切除。在整个手术操作过程中应尽量避免对颈脊髓的干扰。

四、围手术期处理

充分的术前评估、规范的术前准备与完善的术后处理是确保颈椎经皮内镜手术安全有效的重要环节。本节将对颈椎经皮内镜技术的围术期处理进行介绍。

（一）术前准备

1. 病史收集

系统收集患者的病史资料。首先应收集患者的年龄、性别、家庭及社会环境等一般情况。询问患者的主诉病症、现病史、病程及症状变化情况。了解患者的既往史，心血管功能，肺功能，基础疾病及治疗情况。在资料收集过程中，应注意患者的心理健康状况并予以评估，对于患者的依从性及医疗诉求进行充分的了解，这将有助于对治疗方式的进一步选择。进行全面的体格检查。通过检查体表皮肤深、浅感觉，评定主要肌群肌力，了解术前肌张力与病理征情况，这将有助于对患者病情进行评估，亦为术后临床疗效评价做好准备。体格检查时，不应忽略患者颈部情况的记录，明确患者是否存在肥胖、短颈、斜颈及其他发育异常，查看患者有无既往颈部手术或外伤后残留的瘢痕或畸形。

2. 术前检查

（1）常规功能检查

术前常规进行心、肺、肝、肾及凝血功能检查。

（2）影像学检查

具体包括如下：

①磁共振（MR）检查，结果应与临床症状一致。

②使用计算机断层扫描（CT）检查，明确突出物的性质（骨性或软组织性）。

③ X 射线正侧位片及动力位片检查，明确椎间隙高度及颈椎稳定性。

（3）颈椎间盘造影检查

术前或术中颈椎间盘造影不仅有助于确定手术节段，了解椎间盘突出及纤维环破裂情况，还可通过疼痛诱发试验进行进一步确诊。颈椎间盘造影时在造影剂中加入染料（亚甲蓝）还将帮助手术医生在术中辨认退变或突出的髓核组织，提高手术的效率与安全性。造影术后常规行计算机断层扫描（CT）并进行矢状位与冠状位重建，将帮助手术医生进行突出物定位与手术设计。

3. 术前有关功能训练

对于颈椎前路经皮内镜手术而言，术中需对气管、食管进行牵拉或推移，长时间的颈前路手术将给颈前组织带来损伤并引起多种术后并发症。为降低术中气管食管推移难度并提高手术安全性，应在术前 3～4 d 即开始气管推移训练，每次推移气管过中线，每天训练 3～5 次，每次 10～15 min。同时应进行卧床排便训练，正确使用便盆，以及上、下肢主被动功能练习。

4. 器械准备

术中需要进行 C 型臂 X 射线机透视定位、神经诱发电位监测及微创手术器械应用等。故术前必须严格按照要求进行预照和预测。C 型臂 X 射线机图像应清晰可靠，神经诱发电位波形稳定，防止其他因素干扰，确保手术安全和顺利实施。

5. 患者术前谈话及知情同意

患者最为担心的问题是脊髓神经损伤等并发症的发生，医生应如实地说明开展微创手术的疗效、安全性、科学性、手术风险和手术优缺点。让患者了解手术的过程，以获得更好的患者配合与依从性。对手术相关并发症，如出血、声音嘶哑、肢体活动障碍、术中器械断裂残留及预防措施、脑脊液漏、手术中转可能、术后感染和椎间盘炎等应进行客观的介绍。征得患者和家属理解选择并签字，以免术后医患之间发生纠纷。

6. 其他准备

术前手术器械应严格消毒。做好备用手术方案及相关器械准备。

（二）术后处理

颈椎经皮内镜手术患者通常在麻醉苏醒后需在监护条件下观察 3 h，并在 24 h 内即可恢复行动或下床活动。如术后出现并发症则根据以下原则处理。

1. 前路经皮内镜手术术后处理

（1）一般处理

①严密观察呼吸、脉搏、血压、血氧饱和度及四肢感觉运动情况。

②严密观察创口局部有无血肿形成，一旦出现血肿，立刻处理。

③严密观察气管、食管情况，如出现气管或食管损伤表现应立即处理。

④术后佩戴颈围 3 周。

⑤术后可口服或静脉使用 1 次抗生素。通常可使用止痛剂 3～10 d。

⑥术后 24 h，嘱患者恢复坐位或下地进行功能锻炼。

⑦如患者术后 3 周仍有主诉症状（疼痛或不适）残留，可考虑进行颈椎硬膜外封闭治疗，多数情况下不再需要进一步处理或开放手术治疗。封闭治疗的目的是在内镜手术后改善炎性反应的程度。

⑧手术 3 周后，鼓励患者进行颈项部肌肉锻炼，可改善患者颈部活动，建议每周训练 2 次，直至术后 3 个月。

（2）并发症及处理

①血管损伤：前路 PECD 手术致大血管损伤尚未见相关文献报道，血管损伤多与穿刺部位有关，可能出现甲状腺静脉、动脉等损伤，亦可能误伤颈动脉（回抽时有动脉血）。此时应立刻退出穿刺针，手术压迫血管数分钟，若再无出血，再行穿刺。也可在推开颈动脉后，使用超声引导下操作，可减少损伤血管的机会。

②食管损伤：穿刺针过于偏向中线，易损伤食管。显影胃管利于判断食管推开情况，当穿刺针到达椎体前缘后，不要急于移至前正中线，这样容易刺伤紧贴椎前的食管，应将手指充分下压并向前抵至椎前，沿颈动脉鞘内侧上下滑动，适当游离以避免损伤食管。

③甲状腺损伤：甲状腺血液循环非常丰富，主要由两侧的甲状腺上动脉及甲状腺下动脉供应，甲状腺上、下动脉之间，及甲状腺上、下动脉与咽喉部、气管、食管的动脉之间均具有广泛的吻合。甲状腺上、中静脉汇入颈内静脉，甲状腺下静脉汇入无名静脉，在进行穿刺时应尽量避免损伤甲状腺，以免造成术中术后继发性出血。

④椎动脉损伤：术中工作通道走向过于偏外，角度过大，在器械操作过程中存在椎动脉损伤的潜在风险。一旦发生椎动脉损伤，应即刻停止操作，采取应急措施，压迫伤侧椎动脉或切开暴露结扎椎动脉止血。

⑤脊髓损伤：穿刺针、导丝或工作镜鞘置入过深，术中器械超过椎体后缘在椎管内操作均可造成脊髓损伤。术前术中神经电生理监测脊髓功能。一旦发生波形改变应及时处理。明确脊髓损伤，术后应行脊髓损伤常规治疗。

⑥脑脊液漏：穿刺针、导针置入过深或术中器械操作可导致硬膜囊损伤造成脑脊液漏。术中应严格在 C 型臂 X 射线机透视及视频图像可视环境下操作，穿刺针及导针置入深度不宜超过椎体后缘。

⑦颈椎间盘炎：颈椎间盘术后的一种严重并发症，其感染原因及临床症状体

征与腰椎间盘炎相似，只是发生的部位不同。

PECD 术后椎间盘炎的诊断依据有以下 6 点：

第一，有 PECD 手术史，原有颈椎间盘突出的症状体征经 PECD 治疗后已缓解，经 3 ~ 7 d 后突然出现与术前症状体征完全不同的颈、肩胛部疼痛，伴椎旁肌痉挛。

第二，全身症状为发热，体温的高低及手术后至症状发作间歇期长短可能与细菌毒力和数量有关。

第三，体格检查显示手术部位创口已愈合，无红肿及压痛，颈部呈僵直状，活动明显受限，病变棘突叩压痛，有一侧或双侧肩胛部压痛，椎旁肌痉挛，椎间孔挤压试验阳性，四肢感觉、运动功能正常。

第四，实验室检查显示白细胞计数升高或正常，中性粒细胞计数常增高，C 反应蛋白增高，红细胞沉降率增快。

第五，影像学检查在发病后约 3 周可能出现手术间隙骨质破坏表现。

第六，组织学、细菌学检查对诊断和治疗有一定价值。一旦患者在术后出现与原有主诉症状不同的颈肩部疼痛应高度警惕颈椎间盘炎的发生。对颈椎间盘炎应做到早期诊断，及时对病灶进行彻底清创，对切吸出的病变组织进行细菌学、组织学检查对本病的诊断治疗有一定价值。病灶清除术后有效的抗生素治疗，可大大缩短抗生素的使用时间及减少用量。

2. 后路经皮内镜手术术后处理

（1）一般处理

①严密观察呼吸、脉搏、血压、血氧饱和度及四肢感觉运动情况。

②严密观察创口局部有无血肿形成，一旦出现血肿，即刻处理。

③术后颈托佩戴并非必要的，根据术前及手术情况决定是否佩戴颈托。

④术后可口服或静脉使用 1 次抗生素。

⑤通常可使用止痛剂 3 ~ 10 d。

⑥术后 24 h，嘱患者恢复坐位或下地进行功能锻炼。

⑦鼓励患者在术后 4 周开始为期 3 个月的颈部肌肉锻炼，可改善患者颈部活动，建议每周训练 2 次。

（2）并发症及处理

①神经根损伤：颈椎后路经皮内镜手术的核心是神经根减压，手术的过程以神经根为中心，其损伤多为术中加重神经根的刺激与水肿。因此，在显露神经根

时不能盲目操作，用神经根探子及剥离器探测并确定神经根的位置，依神经根在椎间孔的走行显露神经根。只有确定神经根的位置、充分显露神经根并依神经根的走行对其进行良好的显露，方可进行下一步操作。

②椎动脉损伤：术中手术器械（如射频电极、咬钳）过于深入到椎间隙外侧份，可能造成椎动脉损伤。一旦发生椎动脉损伤，应即刻停止操作，采取应急措施，压迫伤侧椎动脉或结扎椎动脉止血。

③硬脊膜破裂：硬脊膜破裂多在剥离神经根显露椎间盘时发生，也可被术中的穿刺针或导针刺破所致。给予常规颈椎引流 2 ~ 3 d，多数患者可痊愈，不会并发长期慢性的脑脊液漏或假性脑疝症状。

第四章
腰椎疾病内镜手术治疗

第一节　腰椎疾病显微内镜技术

自从 1999 年以来，显微内镜技术（MED）是目前我国脊柱微创外科开展时间最长久、普及范围最大的技术。MED 的最大优点是根据传统椎间盘切除术的方法设计的一个内镜版的手术。整个手术操作与传统的椎间盘切除术十分相似，因此便于脊柱外科医生学习。要做到图像、镜下视野及手术操作三者熟练配合，需要一个大约 20 例主刀操作的学习曲线。笔者了解到一些医院虽然购买了 MED 器材，但是其脊柱外科医生不愿意经过这一学习曲线，结果是浪费了钱财，十分遗憾。因此，有志于从事脊柱微创外科的青年医生必须有热情，有勇气接受学习曲线的训练。同时严格选择手术的适应证、遵守操作规程，就可以减少并发症。

一、应用解剖

腰背部软组织主要为肌肉及筋膜组织，无重要的神经及血管。腰背部肌肉在维持身体姿势，平衡胸廓与腰椎、脊柱与骨盆中起着重要作用。腰背部神经主要为脊神经后支，支配脊柱后方韧带、肌肉及椎间关节，调节脊柱正常生理活动并维持稳定。腰椎节段动脉后支滋养腰背部深层肌肉、关节突、棘突、椎板及相关韧带，而节段静脉后支与之伴行，在棘突及横突部位构成静脉丛。

（一）腰背部肌肉

背阔肌位于背部下半及侧胸部皮下，起自髂嵴外缘、全部腰椎棘突、下 6 个胸椎棘突、骶中嵴，止于肱骨小结节。在腰背部主要以腱膜形态位于皮下覆盖于腰背筋膜上方。背阔肌由胸背神经支配。

腰背部深层肌肉可分为三层，竖脊肌位于第一层，横突棘肌位于第二层，第三层为棘突间肌、横突间肌等。

竖脊肌是背肌中最为粗大者，以筋膜和肌性部分起自腰背筋膜和骶骨、腰椎棘突、髂嵴后部，在脊椎棘突和横突（肋角）之间纵行向上。由外向内可分为三柱：外侧柱为髂肋肌，腰髂肋肌向上止于下位肋骨，可以控制腰椎侧屈；中间柱为最长肌，最为宽厚，腰段主要为胸最长肌止于腰椎副突及横突、胸椎横突及肋骨，为强有力的腰部伸肌；内侧柱为棘肌，仅存在于上腰部向上延展；竖脊肌由脊神经后外侧支支配。

横突棘肌包括多裂肌、半棘肌及回旋肌。腰段以多裂肌为主，半棘肌及回旋肌在胸椎和颈椎较为显著。腰段多裂肌起自骶骨后及乳突，向上内斜向止于上位 2～3 节椎体棘突后缘，由脊神经后内侧支支配。

棘突间肌位于上下棘突之间，左右成对。横突间肌位于上下横突之间，由脊神经后支支配。

（二）腰背筋膜

腰背部筋膜形成纤维鞘保护肌肉，加强腰部支持。浅层最厚，位于背阔肌和竖脊肌之间形成一坚韧的被膜。向上与胸部深筋膜相连续，附于棘突及棘间韧带。中层附于腰椎横突尖，向上附于第 12 肋骨，向下附于髂嵴；深层则位于腰方肌前面。在竖脊肌前后，腰背筋膜形成肌纤维鞘在竖脊肌外缘，由浅、中、深三层筋膜汇聚成腹横肌腱膜。

（三）脊神经后支

腰神经后支于椎间孔处由腰神经根向后发出，经骨纤维孔，于下位椎体横突上缘，上关节突外缘向后下走行，分为内侧支及外侧支。骨纤维孔上界为横突间韧带的镰状缘，下界为下位椎体横突，内界为下位椎体上关节突外缘，外界为横突间韧带内缘。

腰神经后内侧支经过骨纤维管后分别支配相应椎体上关节突和下关节突，骨纤维管位于腰椎上关节突根部背面，在乳突和副突之间的骨沟内由外上至内下。其四壁为：上壁为乳突，下壁为副突，前壁为乳突副突间沟，后壁为上关节突。副突韧带骨纤维管由于腰椎退变钙化形成狭窄，易致后内侧支挤压而引起腰腿疼痛。

腰神经后外侧支沿横突背面向外下方走行，分布于椎间关节外侧的结构，如髂肋肌、横突间韧带、髂腰韧带、腰背筋膜等。

（四）腰椎神经根及变异

腰神经前根和后根离开脊髓后，斜行向下穿过蛛网膜囊和硬膜囊后，在相应的椎间孔处合为完整的腰神经根。腰部神经根存在变异可能，神经根异常发生可占 4 %～ 14 %。卡迪什（Kadish）和西蒙斯（Simmons）通过 100 例尸检，将神经根异常分为 4 种类型。Ⅰ 型：神经根丝在硬膜内不同水平吻合。Ⅱ 型：神经根起点异常，此型分为 4 种亚型即 A 头侧起点型，B 尾侧起点型，C 头尾侧起点混合型，D 神经根融合型。Ⅲ 型：硬膜外神经根吻合型。Ⅳ 型：硬膜外神经根分叉型。由于神经根异常会有碍于椎间盘的切除，影响术中内镜下的操作，常需要更广泛地显露，必须要谨慎操作，切断变异的神经根会造成不可逆的神经损伤。

脊神经节位于脊神经后根上，在腰段一般位于椎间孔内或孔外，但在腰骶段脊神经节可能位于椎管内，术中操作需要仔细辨认防止损伤。

（五）腰椎后路镜有关血管解剖

1. 静脉

椎管内静脉分椎管内后静脉、椎管内前静脉、根静脉 3 组。其中有许多静脉丛相互连接、横跨椎管前后的纵行管道，称为 Baston 丛。根静脉为节段静脉，分别在两侧椎弓根的上下，经椎间孔穿出。椎管内静脉丛的特点是无静脉瓣，手术中分离椎间孔区时注意止血。椎管外静脉主要为两侧腰升静脉，在椎体、椎弓根及横突处形成的沟内纵行向上。可分为椎前静脉丛及椎后静脉丛，通过椎间孔与节段性静脉和椎内静脉丛相交通。

2. 动脉

血供来自腰动脉，至椎间孔前缘分为前支、后支及中间支，中间支供应神经根。以上 3 个分支形成椎管内、外血管网。椎管内血管网包括脊前、后支。脊前支分出一小支供应神经根，然后经椎间孔前缘进入椎管内。相邻节段的脊前支分支彼此吻合形成纵行的血管网。脊后支较细，分布于椎板和黄韧带的内侧，与硬膜动脉丛相交通（图 4-1）。

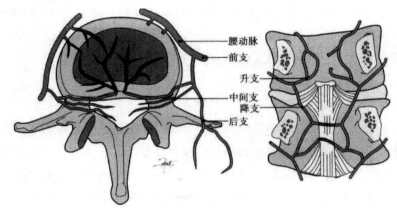

图 4-1　腰椎的动脉

（六）腰椎后路镜入路对软组织的保护

传统腰椎手术入路采用后正中切口，需要剥离椎旁软组织，破坏椎旁肌群的止点，并破坏肌肉深面的神经支配，使椎旁肌去神经化。术中分离椎旁肌至关节突外缘，易损伤脊神经后内侧支，椎板拉钩持续牵拉对脊神经后支产生张力，导致腰椎背部深层肌肉失神经支配。剥离的竖脊肌术后通过瘢痕相互愈合，其正常的生理特性受到损伤，躯干肌肉的强度降低，可能导致部分患者术后残留顽固性的腰背部痛。

腰椎后路镜定位于椎间隙，棘突旁开进入椎旁肌间隙，依靠扩张套管分离置入工作套筒。分离过程没有损伤椎旁肌止点，对肌肉及神经损伤很小，对椎旁肌群的愈合和康复干扰很小。术后患者腰背部肌肉愈合，功能康复影响很小。

（七）腰椎后柱结构相关解剖

腰椎后柱主要由骨性结构（棘突、椎板、关节突、椎弓根）和椎间关节、韧带连接结构等组成。椎间关节（尤其是下关节突）和黄韧带是脊柱后路镜的重要解剖结构。

椎间关节为滑膜关节，由上下关节突构成。上腰椎段与胸椎相似，关节面接近矢状面，下腰椎段关节面接近冠状面。关节面覆以透明软骨，关节囊韧带较为松弛，背部较薄，主要为胶原纤维，关节囊前方由黄韧带覆盖。老年人下腰椎明显增生退变，椎间关节骨赘可向内侧明显增生，下关节突增生后可明显覆盖上关节突，可向前突至侧隐窝，造成神经根管狭窄。

黄韧带连接相邻腰椎的椎板，在上附于上位椎板下缘的前面，在下附于下位椎板上缘的后面，如叠瓦状覆盖椎板间隙。黄韧带向外侧延续至椎间关节之前缘。正常黄韧带厚度由上到下逐渐增加。$L_{1\sim2}$ 约为 3.4 mm，$L_{2\sim3}$ 约为 3.5 mm，$L_{3\sim4}$ 约为 3.9 mm，$L_{4\sim5}$ 约为 4.2 mm，L_5S_1 约为 3.6 mm。腰椎管狭窄患者黄韧带可以明显肥厚，变为坚厚的纤维组织，厚度可增加至 8～16 mm。腰椎后路镜定位于椎板间隙，在镜下咬除部分椎板下缘及下关节突内缘和（或）打开黄韧带可以进入椎管内显露硬膜和神经根。

二、操作基本要求

显微内镜椎间盘切除系统可以进行标准的腰椎显微手术，能成功进行腰椎间盘突出髓核摘除及腰椎侧隐窝狭窄的减压。与常规开放手术相比，对肌肉及软组织的创伤小，同时避免使用全麻，减少住院日及费用。

（一）术前准备

手术室内要配备 C 型臂或 G 型臂 X 射线透视系统、椎间盘镜监视器及数字显像设备。

（二）麻醉与体位

可以选择硬膜外麻醉或全身麻醉。大部分医生倾向于选择硬膜外麻醉，可以避免全身麻醉带来的不良反应，同时在神经根受到刺激时患者会有反应，从而避免神经根的损伤。全身麻醉通常适用于紧张或者难度较大的病例。

常选用俯卧位，卧于可透视的 Wilson 架上，也可以在胸部和两侧髂前上棘处分别垫软垫，悬空腹部以避免受压，减少静脉出血量，同时可以使患者腰椎前屈，张开椎板间隙，有利于手术操作。也有部分学者提倡膝胸卧位，使髋关节和膝关节屈曲，最大限度地减少腰椎前凸和对腹腔血管的压迫。

术前透视，应用定位板或克氏针，明确病变椎间隙的位置。

（三）手术步骤

1. 切口

术野消毒、铺单后确定椎间隙，在棘突旁开 1.5 cm 处插入 9 号定位针至椎板，再次透视下确认穿刺针位于手术间隙，以穿刺点为中心作长约 2 cm 皮肤纵向切口。暴露切开皮肤及筋膜，插入最小扩张管紧贴于椎板间隙，逐级插入扩张管，扩张肌肉、软组织至椎板，用扩张管头部沿着椎板剥离下缘附着的肌肉，最后插入操作通道管并连接手术床上的自由臂。放置通道管使其与椎板紧密接触，减少软组织滑入通道中。再次摄片确定无误，用髓核钳取出残留在通道中的软组织，防止阻挡内镜而影响视野。连接好摄像系统及光源后，对白平衡，将内镜插入通道中并锁定，调节焦距以获得清晰图像，术中也应随时根据情况调节内镜保持理想的图像。

2. 减压

用单极电凝清除椎板和小关节上的软组织，显示上位椎板下缘和黄韧带，若有出血可用长的双极电凝止血。用刮匙解剖出上位椎板下缘，咬除部分上位椎板，从上位椎板下缘开始剥离黄韧带。插入神经钩子，分离黄韧带与硬膜外脂肪的粘连，去除部分黄韧带，尽量保留硬膜外脂肪，减少术后硬膜外粘连，可见硬膜及硬膜外脂肪。

进入椎管，尽量靠近中央的椎板扩大开窗，充分显露神经根和硬膜囊，探明硬膜与黄韧带和椎板的关系，显露硬膜囊并牵向中线，探明椎间盘突出和根管狭窄的情况。用带钩吸引器牵开、保护神经根，尖刀切开后纵韧带及纤维环。摘除髓核，在后纵韧带和硬膜下探查以确定是否还有游离的椎间盘碎片存在。切除椎间盘后应对神经根彻底减压，减压神经根管，探查侧隐窝是否通畅。当神经根完全显露，能自如移动，确定神经根减压已足够。

3. 缝合

冲洗创腔，应用双极电凝确切止血，检查无活动性出血，用 1-0 或者 2-0 可吸收线缝合腰背筋膜 1 针或 2 针，内翻缝合皮下组织，放置半管引流，无菌敷料覆盖伤口。

（四）术后处理

术后患者在恢复室复苏，术后最初两小时患者应卧床休息，静脉滴注地塞米松和抗生素3 d。术后次日床上练习直腿抬高，2～3 d后根据患者感觉情况床上练习腰背肌，1周左右戴腰围下床活动，1周后拆线，可予出院。嘱患者出院后循序渐进增加站立、行走时间，继续腰背肌锻炼，1个月后恢复轻体力劳动，3个月内避免重体力劳动。

临床效果评分标准。优：疼痛消失，无行动及功能障碍，恢复正常工作生活。良：偶有疼痛，能做轻工作。可：症状有所改善，疼痛仍明显，不能完成正常工作。差：症状体征无改善。

三、适应证与手术操作

（一）椎间盘突出症

1. 概述

1997年，弗利（Foley）和史密斯（Smith）引入了显微内镜椎间盘切除系统（MED），这套微创系统可以对腰椎间盘突出导致的神经根压迫进行减压，它和以往的各种微创方法相比具有显著的优点，这种手术的入路与传统入路相似，为大多数的脊柱外科医生所熟悉，且临床疗效良好。

然而，第一代的MED也存在明显的缺点，如内镜的使用重复性差，图像质量不稳定，管状牵引器的工作空间受限制。因此在1999年后，枢法模公司推出了第二代的MED系统，即METfc。它与第一代MED相比图像质量得到了明显的改善，内镜的尺寸进一步减小，管状牵开器大小的选择性更多，里面的操作空间更大，它不仅可用于侧方型的椎间盘突出，而且可以用于椎间盘游离和侧隐窝狭窄的患者。另外，管状牵开器除了在内镜下操作外，也可以在显微镜下进行操作，这样大多数对显微镜十分熟悉的医生可以很快适应这种操作。

2. 原理与优缺点

经皮椎间盘镜腰椎间盘髓核摘除术采用极轻液体光纤，类似自然光的氙灯光源，便利精巧的手术器械，微型变速磨钻等高科技手段，是一种在传统椎板间开窗髓核摘除术的基础上引入了脊柱显微内镜的微创手术，也是直视下的微开窗术式。由于通过内镜在直视下分辨各种解剖结构，清晰探查和精确处理椎管内各种病变，大大降低了损伤硬膜囊和神经根的危险性，而且对脊柱生物力学稳定性的干扰甚少，术后恢复快、手术疗效确切。其优点包括：组织损伤小，可在直视下减压，同时为了便于手术操作，还专门设计了相关的手术器械。这种手术的入路与传统入路相似，为大多数的脊柱外科医生所熟悉，且临床疗效良好。缺点包括：手术中扰乱了手眼之间天然的合作，而这种合作对手术进行是十分重要的；如果使用显微镜则会限制视野和视线等。因此，对医生来说需要一个学习和适应的过程。

3. 手术适应证与禁忌证

（1）适应证

椎间盘镜在腰椎后路目前已能完成包括侧隐窝狭窄、椎间盘及后纵韧带钙化、椎间盘突出及游离、黄韧带肥厚及椎间融合、椎弓根螺钉内固定等手术，所以绝大多数适合传统开放手术的病例均可采用该方法。然而，由于微创手术显露范围有限，它更适用于单节段的椎体病变，因此常应用于以下情况。

①椎间盘突出症。

②椎间盘源性下腰痛。

③腰椎管狭窄症。

④腰椎滑脱症（Ⅰ度或Ⅱ度）。

⑤椎体缘离断症。

⑥腰椎不稳症等。

（2）禁忌证

无绝对手术禁忌证，但是要求操作者同时具备开放手术的经验和显微操作的技术，能够将传统的直视手术变为手眼分离的脊柱内镜手术。以下8点列为相对手术禁忌证。

①老年患者的广泛或重度腰椎管狭窄或者严重骨质疏松患者。

②术前定位不明确的患者。

③局部解剖层次不清，如峡部裂、二次手术局部粘连严重等情况。

④有严重心肺疾病的老年患者。

⑤进行椎间植骨融合者要慎用椎间盘镜下腰椎后路减压术，初学者最好不用。

⑥明显椎体终板硬化者。

⑦活动性椎间盘炎、蛛网膜炎者。

⑧多节段的椎间盘病变（超过 3 个节段）等。

4.手术操作

（1）术前准备

手术室要安排在一间足够容纳 C 型臂 X 射线透视系统、椎间盘镜监视器及数字显像设备的房间。主刀医生应该站在患者的手术侧，助手则站在对侧。显示器放于头侧，确保主刀医生和助手都能舒适地观看影像。

（2）麻醉与体位

麻醉可以选择局部麻醉、硬膜外麻醉或全身麻醉进行。大多数医生倾向于选择硬膜外麻醉，一方面可以避免全身麻醉带来的不良反应，另一方面当神经根受到刺激时患者会有反应。全麻适用于紧张或者难度较大的病例。手术大多选用俯卧位，卧于可以透过 X 射线的 Wilson 架上，也可在胸部和两侧髂前上棘处分别垫以软垫，使腹部悬空而避免受压，减少术中的静脉出血量，还可以使患者腰椎前屈及前凸减小，张开椎板间隙，以利于手术操作。另外，俯卧位还有利于微创手术操作困难时无须改变体位即可改为开放式手术，也有部分学者提倡膝胸位，认为这样可以让髋关节、膝关节屈曲，最大限度地减少腰椎前凸和对腹腔血管的压迫。

（3）手术步骤

①切口：术野消毒、铺单后选定椎间隙和入路，在其棘突两侧旁开约 2.0 cm 处插入导针经患侧椎旁肌至椎板，透视下确认导针位于手术间隙，然后以穿刺点为中心做长约 2.0 cm 皮肤纵切口。

②暴露：切开筋膜，沿导针插入最小扩张管并抵于上位椎板下缘，经侧位透视证实后拔除导针，用扩张管头部沿椎板剥离下缘附着的肌肉。逐级插入其他扩张管，扩张肌肉、软组织至椎板，最后插入通道管并连接于手术床上的自由臂；下按通道管使其与椎板紧密接触，防止软组织滑入通道管中。锁紧自由臂，取出所有扩张管。再次摄片确定无误，用髓核钳取出残留在通道中的软组织，防止内镜被接触而影响视野。连接好摄像头及光源后将内镜插入通道管中并锁定，调节焦距以获得清晰图像，术中也应随时根据情况调节内镜保持理想的图像。由于显示器放置在患者头侧，调节内镜使上位椎板位于 12 点方向，中线结构在 3 点或 9 点方向。

③减压：用小咬骨钳或单极电凝清除椎板和小关节上的软组织后，显示上位椎板下缘和黄韧带。若有出血可用双极电凝止血，用刮匙解剖出上位椎板下缘并

做部分咬除，有小关节肥厚时也需要切除部分靠近中线的小关节突。从上位椎板下缘开始剥离黄韧带。尽量保留硬膜外脂肪，减少术后硬膜外粘连。

进入椎管，做尽量靠中央的椎板扩大开窗，及时用骨蜡涂抹骨创面，充分显露神经根和硬膜囊，探明硬膜与黄韧带和椎板的关系，显露硬膜囊并牵向中线，轻柔解剖并保护硬膜，探明椎间盘突出和根管狭窄情况，用带拉钩的吸引器牵开、保护神经根，用小尖刀切开后纵韧带及纤维环，髓核钳摘除髓核，方法与开放手术相同。在后纵韧带和硬膜下探查以确定是否还有游离的椎间盘碎片存在。切除椎间盘后还应对神经根进行彻底减压，用球形探子探查侧隐窝是否通畅。当神经根显露长约 1 cm，能自如移动 1 cm（镜下约为视野的半径），中央管狭窄者受累的硬脊膜及神经根能自如移动，大号球形探子可沿神经根插入神经根管时，确定神经根减压已足够。

④缝合：透视确定椎间隙无误后，检查有无活动性出血。放置皮片或半管引流，恢复椎旁肌的正常解剖位置。可吸收线间断缝合腰背筋膜 1 或 2 针，内翻缝合皮下组织，无菌敷料覆盖伤口。

5. 术后处理

专业的护理模式能保证患者得到标准护理和在不影响疗效的前提下缩短住院时间。术后卧床休息，静脉滴注地塞米松和抗生素 3 d。术后次日床上练习直腿抬高，2 ~ 3 d 后根据患者感觉情况床上练习腰背肌，1 周左右戴腰围下床活动，逐渐加强腰背肌锻炼，最早在术后 4 周进行有氧运动如散步、骑自行车、游泳。利用健身器材的躯干屈伸运动补充完成特定的背部康复计划，患者在椎间盘切除术后随访 12 个月。需要强调术后有计划地进行康复训练对获得长期满意疗效有重要意义，仅因为其微创面片面强调术后过早、过强的活动，不利于其恢复，且容易导致突出复发。

（二）椎管狭窄症

1. 概述

腰椎管狭窄症是引起腰腿痛的常见疾病之一，严重影响患者的日常生活和工作能力。腰椎管狭窄包括中央管狭窄、侧隐窝狭窄和神经根管狭窄。将受压迫的马尾或神经根彻底减压松解是治疗的主要目的。最常用的传统手术方法是后路开放椎管减压成形术，虽减压充分，但创伤大、肌肉软组织剥离广泛、出血多、且对脊柱后柱结构的破坏易出现术后继发性脊柱不稳，同时术后血肿瘢痕形成将导致疗效不佳，导致其中、远期疗效并不理想。随着微创外科的发展，内镜手术在脊柱外科的应用日益增加，微创减压手术由于既能满足充分减压的需要又能够最大限度地减少手术带来的组织损伤和最大限度地保持术后脊柱生物力学稳定，日益受到国内外脊柱外科医生的重视。MED 已成功应用于腰椎间盘突出症的治疗，该技术具有切口小、组织损伤小、恢复快、术野清晰、可获得与常规开放手术同等疗效的优点，随后又在此基础上 METRx 手术系统被扩展应用于治疗腰椎管狭窄症，即显微内镜下椎板减压术（MEDL），尤其是通过单侧入路进行镜下双侧椎管减压，其目的是在保证减压手术效果的基础上又尽可能减少手术操作创伤、保持腰椎术后力学稳定性以及减少与手术相关的术后并发症。

2. 原理与优缺点

MED 技术扩展运用到椎管减压治疗腰椎管狭窄症是可行的，具有切口小、组织剥离损伤少、出血少、并发症少、术后恢复快的优越性。单侧入路双侧减压获得良好疗效的具体原因包括以下四点。

第一，采用扩张管扩张技术建立工作通道，无须广泛剥离竖脊肌和损伤其支配神经支，保留了术后竖脊肌尤其是多裂肌功能；单侧入路也直接避免了对侧软组织的损伤。

第二，由于术野放大 3～5 倍（视镜头距离不同），可精确确定咬除椎板和关节突的范围，最大限度地保留大部分关节突，较好地保留了维持脊柱稳定的骨性结构；镜下操作更加准确，粘连松解能更精细，能有效避免神经根或硬膜囊损伤。

第三，对侧椎管为潜行减压，保留了对侧椎板外层及大部分关节突结构，同时也保留了棘突与棘上韧带，这些后柱骨与韧带结构的保留有利于维持术后脊柱稳定性。

第四，通过向上下调整通道方向，能通过一个 1.8～2.0 cm 的小切口对相邻两个节段同侧椎管实施手术，且能保留部分椎板骨桥，以阻挡椎管外组织水肿压迫和粘连。

利用 METRx 手术系统单侧入路可以清楚显示同侧硬脊膜囊、神经根及神经根出孔处，通过调节工作管道角度及方向还可显示椎管对侧后部，从而对对侧椎管进行减压，笔者体会显露对侧椎弓根对于双侧减压是极其关键的，直视下减压对侧神经根孔是足够安全的。

3. 手术适应证与禁忌证

（1）适应证

主要适用于单节段或双节段腰椎管狭窄症，对于 3 个或以上节段椎管狭窄者，根据手术者的经验可以向上另作一个小切口，也可以达到微创的目的。当然，如果经验不足则建议选择常规开放手术，具体适应证为以下内容。

①腰痛伴下肢放射痛。

②神经性间歇性跛行，主要由于腰腿痛而行走受限和（或）不能忍受久站。

③影像学证实存在退行性腰椎管狭窄并与临床表现一致者。

④经过至少 6 个月保守治疗无效者。

⑤有腰椎不稳者可考虑结合应用其他脊柱微创固定融合术。

（2）禁忌证

①临床表现与影像学不一致者。

②先天性腰椎管狭窄症。

③超过 I 度的退行性腰椎滑脱与峡部裂性滑脱，或术前腰椎明显不稳且不适应于脊柱微创固定融合术者。

④ Cobb 角度超过 20° 的退行性腰椎侧凸或存在严重腰椎畸形。

⑤有同节段腰椎手术史（相对禁忌）。

⑥存在急性感染或肿瘤性疾病。

⑦马尾综合征或合并巨大中央型椎间盘突出并钙化者。

4. 手术操作

（1）术前准备

术前均行腰椎正侧位、过伸过屈动力位、CT 及（或）MRI、椎管造影检查，必要时行 CTM 检查。CT 能很好地显示韧带钙化、关节增生及关节突关节的方向；MRI 矢状切面图像可显示神经根孔情况；椎管造影和 CT 能较好地显示侧隐窝狭窄与神经根压迫程度，较 MRI 能更加直观体现狭窄程度。如何选择各项影像学检查主要取决于现有影像学资料是否与临床表现一致，如不一致则需要进一步的检查，最后根据临床表现、体征、影像学检查明确诊断，并排除存在狭窄节段不稳。手术工具与设备主要包括椎间盘镜 METRx 手术器械与术中透视设备（C型臂或 G 型臂 X 射线机）。

（2）麻醉与体位

采用腰麻联合硬膜外麻醉。患者俯卧位，胸部、双侧髂嵴双膝垫软垫，腹部悬空。膝关节屈曲、踝关节衬以软垫，防止受压。

（3）手术步骤

①术前定位：根据体表标记或透视确认手术目标间隙，并于与之相对应的皮肤表面横行画线标记，通常行后正中纵向切口，长为 1.8～2.0 cm，双节段椎管狭窄者如仅需同侧减压，切口可设计于两间隙之间，上下移动皮肤切口可建立 2 个工作通道；如需要对不同节段减压，则设计 2 个切口。

②建立工作通道：以 L_4/L_5 单节段性椎管狭窄症单侧入路为例。沿切口标记线用 9 号椎管穿刺针沿棘突旁向下肢神经根症状或症状重的一侧深部穿刺至该侧 L_4 椎板下缘，导针置入此部位，依次递增插入椎间盘镜扩张管进行肌肉软组织扩张，最后置入直径 18 mm 工作套管，连接自由臂固定装置，清楚显示一侧 L_4、L_5 椎板及其间隙、小关节突内侧部分，建立工作通道。

③同侧椎管减压：清除视野中椎板外残余软组织，双极电凝止血，咬除椎板间韧带，用椎板咬骨钳咬除上下椎板黄韧带附着部、小关节突内侧部分，直角剥离器剥离黄韧带与硬膜之间粘连，咬除黄韧带。根据椎管狭窄情况扩大减压范围，包括 L_4 椎板下 2/3、L_5 椎板上 1/2 或半椎板减压、增生内聚的关节突内侧非关节面部分，重点对侧隐窝及神经根管减压的同时存在椎间盘突出者，保护好神经根后行髓核摘除，进一步咬除关节突增生部分，扩大神经根管，减压至同侧 L_5 神经根松弛无受压。

④对侧椎管减压：向内侧咬除黄韧带至棘突椎板交接处，将工作通道管向对侧倾斜，镜下咬除椎板与棘突和棘间韧带连接的基底部以扩大中央管，以便在 30° 角度内镜直视下进行对侧椎管背部空间的减压操作。

工作通道角度可根据需要调整，潜行咬除对侧椎板深层，可用带保护套的高速小磨钻磨除椎板深层，即将对侧椎板磨薄，将椎管对侧部及对侧侧隐窝扩大成形，咬除对侧黄韧带至硬膜囊对侧外缘处与椎弓处，根据对侧小关节增生情况可用磨钻扩大对侧椎间孔与神经根管以解除对侧神经根的压迫。减压成功后，镜下可对侧硬膜囊外侧缘与 L_5 神经根根袖。

⑤术中判断减压效果：术中直视下可见神经根松弛、硬膜囊膨胀，多数据才可判断减压是否充分，对侧神经根减压情况难以判断时，或双节段减压的情况

下，可行术中椎管造影来判断手术节段双侧神经根减压情况，于邻近节段（或 $L_5 \sim S_1$ 棘突间隙）用腰穿针穿刺，注入造影剂碘海醇（欧乃派克）$10 \sim 15mL$，调节脊柱手术床，正侧位与双斜位透视了解造影剂通畅及神经根显影情况。如探查对侧 L_5 神经根及术中造影提示仍存在狭窄压迫，可利用同一皮肤切口，牵拉到对侧棘突旁建立对侧工作通道。通过此通道实现对侧椎管镜下减压。

⑥缝合切口与引流：术中出血可用棉片压迫或双极电凝烧灼静脉丛止血，大量生理盐水冲洗术野，拔出工作通道，常规于椎板外放置引流管，如双侧入路可双侧引流，缝合筋膜、皮肤切口，术毕。

5. 术后处理

术后 3 d 内静脉滴注甲泼尼龙 80 mg，每日 2 次。术后 1 日拔除引流管，术后 3 日戴腰围下床，5 ~ 1 日后开始腰背肌功能锻炼，3 ~ 4 周后去腰围继续腰背肌功能锻炼持续 6 个月。

（三）腰椎滑脱症

1. 概述

腰椎滑脱症是脊柱外科常见疾病之一，传统后路腰椎椎体间融合术（PLIF）或经椎间孔腰椎椎体间融合术（TLIF）是有效治疗手段，但需大范围剥离、牵拉椎旁肌及其周围软组织，会导致局部肌肉坏死及纤维瘢痕化，对脊柱结构破坏较大，术后易发生慢性腰背部疼痛及僵硬不适感等融合病的发生。随着微创理念的发展、相关应用解剖学研究的深入及手术器械的改进，多种微创技术已应用于临床治疗腰椎滑脱症。目前，椎间盘镜摄像系统（METRx）技术已成为一种成熟技术广为应用，并且以此技术为基础，逐渐扩展应用于椎管减压、椎间植骨等操作。2005 年，艾萨克斯（Isaacs）等率先提出应用内镜进行椎间盘摘除、椎间植骨融合的 TLIF 手术，获得了与开放手术相当的疗效，但损伤更小。2007年，周跃等在国内率先报道了应用 METRx 系统行椎间盘摘除、腰椎间植骨融合的 PLIF 手术，研究证实具有良好的初期临床效果。2012 年，戎利民等报道了应用 METRx 系统行经皮微创经椎间孔入路的腰椎椎间融合术（MIS-TLIF）治疗单节段腰椎滑脱症等腰椎退行性疾病，同样获得了良好的临床疗效。

2. 优缺点

后路椎间盘镜摄像系统（METRx）下减压技术和椎间融合技术结合，既可以实现微创减压，又可以达到微创复位固定，通过固定工作通道获取手术视野，避免剥离椎旁软组织。在扩张管逐级撑开肌肉间隙或肌束间隙过程中，肌纤维被逐渐推开，其排列顺序不会发生明显改变，手术后肌纤维之间较少形成瘢痕组织，可保留椎旁软组织的生理功能，降低了传统手术入路对腰骶部软组织广泛剥离和过度牵拉所造成的损伤，最大限度地保证了脊柱的稳定性，真正实现了微创治疗的目的。

（1）优点

内镜下减压植骨融合技术属于固定通道技术，具有出血少、切口小、损伤小，术后恢复快的特点。在 METRx 椎间盘镜系统工作套管下即可完成减压、植骨融合等手术操作，而无须辅助其他可扩张通道。因其直径仅为 20 mm，比目前所有可扩张通道直径都要细小，同时其底部无须扩张，因此对椎旁肌的牵拉扩张可显著降低，并且较可扩张通道更易倾斜通道、利于调整手术术野及操作。另外，手术视野更加清晰和放大，从而使手术操作更加精细和安全，最大限度降低手术操作过程中的医源性损伤。

（2）缺点

手术技术要求高，术者须有开放手术和内镜手术的经验，且需要特殊设备和工具；因内镜工作通道直径有限，手术操作范围相对较小；射线暴露。

3. 手术适应证与禁忌证

（1）适应证

主要适用于单节段或双节段腰椎滑脱症，对于双节段以上腰椎滑脱者建议选择常规开放手术，具体适应证为以下内容。

①患者腰腿痛症状持续存在，影响正常生活，经 3 个月以上的系统保守治疗效果不佳。

②单节段或双节段Ⅰ度、Ⅱ度腰椎退行性或峡部裂性滑脱。

（2）禁忌证

①Ⅱ度以上或两节段以上腰椎滑脱者。

②严重骨质疏松及畸形者。

③有同节段腰椎手术史。

④存在腰椎感染、肿瘤等疾病。

⑤合并严重内科疾病有手术禁忌证者。

4. 手术操作

（1）术前准备

术前均行腰椎正侧位、双斜位、过伸过屈动力位、CT 和（或）MRI、椎管造影或电子计算机断层扫描 + 脊髓造影（CTM）检查。X 射线能很好地显示腰椎滑脱程度及是否存在峡部裂，CT 可清楚显示骨性结构，有利于术前椎弓根螺钉钉道方向设计，且可判断是否伴有腰椎管狭窄；MRI 矢状切面图像可显示神经根孔情况；椎管造影和 CTM 能较好地显示侧隐窝狭窄与神经根压迫程度。根据临床表现、体征、影像学检查明确诊断。手术工具与设备主要包括 METRx 椎间盘内镜系统、VIPER 经皮椎弓根螺钉内固定系统、concorde bullet 椎间融合器及微创操作器械，术中透视设备（C 型臂或 G 型臂 X 射线机）。以下肢有症状侧或严重侧为行手术减压融合侧，将椎间盘镜显示系统置于手术侧的对面，同时将 X 射线机置于手术侧的对面，以利于术者操作。

（2）麻醉与体位

采用气管插管全身静脉复合麻醉；患者俯卧位，胸部、双侧髂嵴双膝垫软垫，腹部悬空，防止受压。

（3）手术步骤

①术前定位：以 L_4 单节段腰椎滑脱症为例根据体表标记或透视确认手术区域准确，术野无杂物遮挡术中透视。透视标准正位（棘突位于双侧椎弓根间的正中线上）确认两椎体双侧椎弓根"卵圆形"轮廓影像，并于体表皮肤标记，以其椎弓根影外缘连线与其横突中线连线的交会点作为椎弓根钉的入针点，常规消毒、铺手术巾。

②取自体松质骨：沿邻近髂后上棘的髂嵴处作一长约 1.5 cm 的斜行切口，应用环钻钻取松质骨，植骨备用，取骨处塞入明胶海绵，骨蜡封闭创口。缝合筋膜及皮肤。

③椎弓根穿刺：用粗细两种针头在 X 射线机透视下定位融合椎的椎弓根中心点，以椎弓根中心旁开 2 cm 处作 3 处长 1.5 cm 横行切口，穿刺针置于椎弓根的外缘（左侧为 9 点钟位，右侧为 3 点钟位）透视下缓慢拧入穿刺针至椎弓根中心，注意调整头倾角以保证穿刺针与椎体上下终板平行，同时注意调整内聚角度，当侧位像显示穿刺针尖位于椎体后缘时，正位像显示针尖未超过椎弓根内缘，表明穿刺成功。拔出穿刺针内芯，将导针插入穿刺针至椎体内 3.5 ～ 4.0 cm，

去除穿刺针，条纱塞入切口内，防止切口渗血。固定导针尾端，避免影响手术操作。可同侧穿刺针同时穿刺椎弓根，然后透视下调整；可减少透视时间；也可逐一穿刺椎弓根。

④建立工作通道：通过置 METRX 内镜的切口，以病椎节段下关节突及椎板下缘交点为定位点置入穿刺导针，依次递增插入椎间盘镜扩张管进行肌肉软组织扩张，最后置入直径 20 mm 工作套管，建立工作通道，通道建立后的显示范围是减压侧 L_4/L_5 关节突关节，连接自由臂固定装置。

⑤切除关节突关节：可通过器械按压 L_4 下关节突，镜下确定关节突关节间隙，应用镜下骨刀将 L_4 下关节突切除，应用髓核钳将切除骨块摘除，显露 L_5 上关节突关节面及黄韧带外侧缘。椎板咬骨钳将增生的 L_5 上关节突及 L_4 椎板部分咬除，以提供足够的手术空间进行椎间隙处理及椎间植骨。

⑥神经根减压、椎间隙处理：直角神经剥离器分离黄韧带与硬膜囊，避免两者粘连，椎板咬骨钳咬除黄韧带，如硬膜外静脉丛出血可通过双极电凝止血（为了减少硬膜外静脉丛出血，通常在骨性减压比较彻底的情况下再切除黄韧带进入椎管），此时镜下可显露硬膜、侧方的神经根及椎间盘。神经探子探查神经根管，判断神经根是否受压，如受压则行神经根管减压。以神经拉钩小心牵开神经根及硬膜，显露 L_4/L_5 椎间盘，镜下尖刀切除纤维环，髓核钳咬除椎间盘，置入绞刀充分清除椎间盘组织，应用直或弯刮匙刮除上下软骨终板至软骨下骨。

⑦椎间植骨融合：处理好终板后，试模测试椎间隙高度及深度决定置入 Cage 型号。生理盐水冲洗椎间隙，将已取的自体髂骨松质骨或混合应用 BMP 植入椎间隙前方，斜向内侧置入椎间隙已填塞松质骨 Cage1 枚。

⑧对侧椎管减压：完成一侧减压、椎间融合后，再次探查神经根管，确定神经根松弛无受压。如患者为双侧下肢症状，需行对侧椎管减压，减压方法同本章椎管狭窄症部分。

⑨置入椎弓根螺钉、加压固定：去除 METRx 内镜系统。扩张管通过椎弓根导针依次置入递增扩张软组织，留置外层扩张管。沿导针应用中空自钻丝攻进行攻丝，移除攻丝和扩张器，注意保留导针勿脱出。将螺钉与螺钉延长器组配，沿导针将直径 6 mm 万向椎弓根螺钉拧入椎弓根及椎体内，透视下进行确认后移除导针。注意避免过度旋入螺钉以至钉尾紧贴骨皮质。同法置入其余 3 枚螺钉。X射线再次透视确认螺钉位置良好。此时螺钉延长器应可自由活动，确认螺钉尾端

位于同一水平。沿螺钉延长器插入量棒器，测量所需连接棒长度。将持棒器与合适长度连接棒连接，锁棒器锁紧螺棒。对齐螺钉延长器开口，持棒器伸入闭口延长器槽口，将棒下滑至钉尾部旋转90°，插入同侧螺钉钉尾内。X 射线透视确认置棒无误，锁紧一端螺帽。移除持棒器，拧入螺帽，将手柄置于加压器上方进行加压，锁固螺帽。同法进行对侧置钉操作。

如腰椎滑脱较为严重，且椎间隙较窄，可在减压植骨融合操作前，先予以置入一侧椎弓根钉及螺棒，对非减压侧进行临时固定，并可使用体外撑开器撑开椎间隙，以便于减压、植骨等操作。待减压及植骨完成后，旋松螺帽，再进行加压固定。

⑩缝合切口与引流：置引流胶管于减压处，缝合筋膜、皮肤切口，术毕。

5. 术后处理

术后常规预防性应用抗生素 2 d，甲泼尼龙 3 ～ 5 d。术后 24 h 拔除伤口引流管。术后卧床 1 周内，在支具保护下逐渐下床活动，佩戴支具 3 ～ 4 个月。

（四）神经根管狭窄症

1. 概述

神经根离开硬膜囊后，斜形向外下至椎间孔外口穿出，经过一条较为狭窄的骨纤维性通道，称为神经根管。它包括侧隐窝和其向前外方延伸的椎间孔两部分。该骨纤维性通道在腰椎最为明显，特别在腰骶段。侧隐窝的外界是椎弓根，后壁是上关节突、椎板、黄韧带，前壁是由上下椎体的后外侧部及相邻椎间盘共同构成的。椎间孔上下界为椎弓根切迹，前方自底部从上而下分别为上位椎体的后下缘、椎间盘和下位椎体的后上缘，后方为关节突关节。神经根管狭窄属椎管狭窄症的一种类型。侧隐窝骨质增生过度，特别是小关节突和相应椎板上缘先天性肥大、退行性肥大增生或关节突关节炎突向神经根管内，致使神经根受压，最常见的是 L_5 与 S_1 关节突内缘骨赘压迫神经根。小关节突表面黄韧带肥厚或骨化形成突起所致的侧隐窝狭窄，可在神经根起源处压迫神经根，而且腰椎间盘突出或退变后椎间隙狭窄，使关节囊松弛，致小关节半脱位、椎板椎体移位，造成椎间孔狭窄，使其中走行的神经根受卡压。另外，刘尚礼等发现正常的椎间孔神经根管内面存在许多小韧带，可能成为卡压神经根的一种物理因素。神经根管狭窄虽然影像多表现为双侧，但单侧出现症状者多见，表现为下肢放射痛，往往卧床休息也难以缓解，这一点可与腰椎间盘突出症相鉴别。依据神经根管狭窄的部位不同，手术入路可分为经椎板间入路和经椎间孔入路。

2. 手术操作

（1）经椎板间入路

适应于侧隐窝狭窄。连续硬膜外或全麻后将患者置于 Wilson 脊柱手术架上，调整手术床腰桥，使患者腰背部平直或略后弓，并尽量屈髋屈膝、悬空腹部。碘酒、乙醇消毒后铺无菌单贴护皮膜，先用手依据髂嵴最高点初步确定拟手术部位，于患侧紧贴棘突插入克氏针，C 型臂 X 射线机透视定位，侧位像见克氏针位于拟手术间隙下位椎体上终板的延长线上。以皮肤针眼为中心，用尖刀紧贴棘突作长约 1.6 cm 切口，切开皮肤、皮下及深筋膜，用手指钝性推剥分离达椎板表面，逐级插入扩张套管，自由臂固定工作套管并使之与矢状面呈 15°角。连接内镜头、光源、成像系统，调焦至视野清晰，再次透视见工作通道中轴线恰好与拟手术间隙下位椎体上终板重叠。完成上述步骤后，镜下见椎板间黄韧带表面软组织，交替用双极电凝和带齿髓核钳将上述软组织清理干净，此时可见上位椎板的下缘和黄韧带，调整工作通道，将上位椎板的下缘置于视野的中心，再次清理软组织，充分显露黄韧带。将刮匙插入上位椎板的腹侧进行分离推剥黄韧带，若椎板间隙较窄，可用椎板钳咬除上椎板下缘及少许下关节突内缘，再咬除少许下椎板上缘即可见黄韧头尾侧已游离。用刮匙伸入头侧向尾侧轻轻钩拉即可使大块黄韧带完全掀起，切除部分黄韧带后即可显露硬膜囊，此时仍有少量黄韧带残留于侧隐窝和关节突下方，用髓核钳或椎板钳夹出。用 L 型神经剥离子分离，显露出神经根，用神经剥离子轻柔向中线侧推剥，放入自动神经牵开器或神经拉钩向尾侧牵开神经根，再于头侧放入另一把自动神经牵开器，将硬脊膜牵开，充分显露椎间盘，若有间盘突出，可一字形切开纤维环，摘除退变突出的髓核组织，后用椎板钳将内聚的上关节突内缘咬除，切除侧隐窝后壁，去除尾侧自动神经牵开器，用 L 型神经剥离子循神经根进行探查，观察是否遗留神经根卡压及神经根活动度情况及硬脊膜囊膨隆情况。此类患者常合并间盘钙化或椎体后缘骨赘，可用椎体后缘处理器修平。完成上述步骤后，用过氧化氢溶液、庆大霉素生理盐水反复冲洗，观察到神经根已彻底松解，放置引流管，逐层缝合。

（2）经椎间孔入路

适应于椎间孔狭窄。因椎间孔内骨性增生致椎间孔狭小，需行后路显微内镜下椎间融合术，术中切除上下关节突，将椎间孔后壁彻底打开，松解神经根。

（五）极外侧型腰椎间盘突出症（椎间孔成形术）

1. 概述

极外侧型腰椎间盘突出症（FLLDH）是一种特殊类型的腰椎间盘突出症。国内有人将极外侧型腰椎间盘突出分为三型：椎间孔型、椎间孔外型、混合型。笔者认为分型是指导治疗，就目前的治疗技术来看，分为椎间孔型和椎间孔外型简单明了。如果突出间盘局限于椎间孔内则称为椎间孔型，如有部分或全部在椎间孔外则称为椎间孔外型。极外侧型腰椎间盘突出症患者常发生于年龄较大的患者，与椎管内突出不同，后者多发生于青壮年，男女发病率及左右侧发病率无差异，这一点同椎管内突出。极外侧型腰椎间盘突出症发病时开始表现为腰痛及臀部疼痛，数小时至数天后表现为下肢剧烈的放射痛，此时患者述腰痛减轻。下肢痛表现为突出间盘同序列的神经根受压症状，即神经损害表现比同间隙椎管内型的临床表现要高一个节段，当然也偶有仅表现为剧烈腰痛，下肢无或仅有轻微症状者，这类患者多数因腰痛行 CT 检查时偶然发现。由于极外侧型椎间盘突出多数发生于 $L_{4/5}$ 椎间隙，L_4 神经根受累，故查体时往往发现直腿抬高试验阴性，而股神经牵拉试验呈现阳性。传统手术方法常需切除病变侧关节突关节或经椎旁肌入路并辅以内固定完成髓核摘除、重建脊柱稳定性。其显而易见的缺点是手术创伤大、出血多。切除关节突关节会造成医源性腰椎不稳，需一期行椎间融合、内固定，为患者日后带来新的问题。1997 年 Smith 和 Foly 报道后路显微内镜下椎间盘切除术（MED），经椎间孔入路实施减压、成型、融合及固定为治疗此型腰椎间盘突出提供了一种新的思路。

2. 手术操作

持续硬膜外麻醉或气管插管全身麻醉，俯卧位，腹部悬空，屈髋屈膝各 45°使腰椎平直，患侧距棘突正中 3.5 cm 处细克氏针穿刺抵关节突外缘，透视正位像针尖位于病变椎间盘症状侧的关节突外缘，侧位平行于椎间隙。纵行切开皮肤、皮下及深筋膜，长约 1.6 cm，以示指沿多裂肌与最长肌间隙钝性分离至关节突关节外缘。同常规 MED 一样逐级扩张建立工作通道，工作通道同矢状面呈 30°角。交替用双极电凝和带齿髓核钳清理关节突表面残余软组织，显露关节突关节外缘及横突间组织。以神经剥离子器探查，可确定下位椎上关节突外缘及横突上缘，以此交会点为切入点，用刮匙沿骨壁推剥分离。以斜口咬骨钳咬除部分上关节突关节尖部及下关节突外缘皮质，必要时可咬除少许横突上缘。以神经剥离子向外侧及头侧剥离拉开横突间组织即可显露突出的间盘。神经根此时已连同软组织一同被拉向头侧，放入自动神经牵开器，将神经根牵开并加以保护。切开纤维环摘取髓核，有时见髓核突出游离。术毕用大量盐水冲洗术野，缓慢退出工作通道，并双极电凝止血，放引流管 1 根。对 L_5/S_1 极外侧型间盘突出者，因 L_5 横突较大，可用骨刀凿除阻挡入路的部分横突，以利于工作套管放置。

3. 手术技巧及注意事项

（1）手术切口及入路设计

切口精确于患病椎间隙水平后正中线旁开 3～3.5 cm 处。切开皮肤、皮下及深筋膜后用示指可寻找到多裂肌与腰最长肌之间的间隙，钝性分离至关节突关节外缘，此举可减少出血并最大限度地保护椎旁肌。范顺武等曾通过监测术后血中肌酸激酶、观察 MRI 影像等方法证实此入路创伤远较后正中入路的创伤小。如不能经此肌间隙进入，常会致肌肉进入工作视野，不但出血多，会影响操作，且术后易致下腰椎手术失败综合征。

（2）如何避免神经根损伤

经椎间孔入路解剖层次较经椎板间入路要复杂，无明确的解剖标志，有脂肪组织、韧带、神经充于其间，相对而言易致神经损伤。镜下寻找到横突与上关节突的交界处和关节突关节最高点避免神经根损伤、顺利显露突出间盘并完成手术的重要标识。最容易在镜下找到的是横突与上关节突的交界处。用神经剥离子找到此点向头侧略做分离即上关节突肩部，咬除其外侧皮质，椎间孔即显露无遗；神经根通常被突出的间盘向头侧推移，张力较高。术中找到椎间隙或突出间盘时，神经根即在其头外侧，不必刻意寻找神经根，将其连同周围软组织一起向头侧牵开即可，反之术中首先发现了神经根，且张力并不高，提示可能进入了错误的节段或术前诊断有误。另外，采用连续硬膜外麻醉，患者在接受手术时保持清醒状态，术中碰到神经根时患者会自述相应下肢放射性疼痛，这一点术前要向患者讲清楚以期获得配合，预防神经根损伤。有时术后会出现神经支配区灼烧样痛，针刺觉减退，肌力正常，考虑为分离横突间组织时牵拉出口神经根引起，大多运动功能正常，经对症、神经营养治疗，一般 3～6 周后灼烧样痛消失。

（3）镜下止血技巧

熟练的镜下止血技巧并保持术野清晰，是顺利施术并避免损伤硬膜囊和神经根的前提。用弧形骨刀切除上关节突肩部和下关节突外缘并以此为突破口显露椎间孔区。尽量将横突间组织牵向头外侧钝性分离牵开，避免损伤横突间小血管，如根动脉的背侧支等。对于明确的小血管损伤出血，可用双极电凝止血，但电极根即在此软组织下方。坚决杜绝在血泊中操作。对渗血可用带黑色牵引线棉片或止血纤维蛋白纱布压迫止血，或用神经根拉钩将棉片置于出血处压拉即可达到压迫止血的目的，保证术野清晰，术毕常规放引流管。

四、围手术期处理

本节显微内镜（MED）手术围手术期处理包括术前准备、术中并发症及处理，术后一般处理及并发症处理。

（一）术前准备

1. 术前患者准备

常规检查心、肺、肝、肾功能，常规拍摄腰椎正、侧及过伸过屈侧位 X 射线片、腰椎 CT 片，少数需摄腰椎 MRI，并在 X 射线片上观察椎板间隙大小。因该术式主要面对择期手术患者，术者术前宜充分了解患者的求医目的、有无精神病史或精神异常，向患者讲解微创及内镜手术的优缺点。

2. 手术相关准备

MED 椎间盘镜系统（国产或进口均可），包括以下内容。

（1）摄像系统：内镜主机、光纤及镜头、光源主机、电视显示器。

（2）管道系统：手术通道管、扩张器、自由固定臂。

（3）器械系统：各种骨刀、枪钳、髓核钳、弯刮匙、终板处理器、试模器等。C 型臂 X 射线机或 G 型臂 X 射线机、双极电凝器。

通常需备同型血 2 单位，以备急用。

（二）术中并发症及处理

1. 硬脊膜损伤

硬脊膜损伤是脊柱外科手术的常见术中并发症，当然也是 MED 的常见术中并发症，经椎间孔入路显微内镜手术术中造成硬脊膜损伤最多是发生在切除关节突关节后进行椎管减压咬除黄韧带所致的，因未做仔细的分离和显露，造成硬脊膜被撕裂。故熟悉镜下解剖和精细操作是防止硬脊膜撕裂非常重要的因素。在黄韧带外用椎板钳小心咬除部分椎板，再用 MED 专用 L 型神经剥离器小心剥离，逐渐将黄韧带切除，切不可猛拉硬撕。硬脊膜损伤脑脊液流出不会带来严重后果，出现时可暂时用脑棉片或止血纱布压迫封堵，尽量避免吸引器在损伤处吸引，以免将马尾神经吸出。术毕使用可吸收纱布覆盖彻底，不放引流，并严密缝合深筋膜、皮下及皮肤，并按预防脑脊液漏进行处理。

2. 神经根牵拉损伤

如果神经根粘连，需要小心分离，但是可能产生神经根牵拉伤，最好术中给予甲强龙静脉注射，降低机械损害。

3. 腹膜后血肿

该并发症罕见，笔者曾经历 1 例，发生于摘取髓核过程中，突然见大量血自纤维环开窗处涌出，紧急以止血纱布封堵，终止手术，观察数分钟患者血压等生命体征平稳，考虑可能是钳取髓核时髓核钳进入过深，破出腹侧纤维环，损伤椎旁动脉或静脉所致。回病房后患者持续腹胀，超声检查证实形成腹膜后血肿。所幸血肿局限，经卧床 2 周后患者症状消失。严格限制髓核钳深度在 3 cm 之内，或钳取前方髓核时先闭合钳口，轻抵纤维环，手感有弹性阻力时再钳取。总之，小心谨慎钳取髓核是预防该损伤的唯一方法。

（三）术后一般处理与并发症处理

1. 术后一般处理

可预防性术前、术后各给抗生素 1 剂，术后 24 ～ 48 h 内拔除引流管（椎间盘感染除外），在床上自主翻身活动，根据患者腰部切口疼痛减轻情况，通常认为术后 3 d 在普通腰围保护下下床行走，但笔者认为宜尽量延迟 1 ～ 2 周再依据患者的实际情况下床活动，期间行双下肢股四头肌等长收缩、直腿抬高、踝关节背伸跖屈等功能训练，腰背肌功能锻炼，以利于下肢血循环，防止血栓形成，下床活动后腰围保护 2 ～ 3 个月。过早坐起或下床活动负重，在腰椎 6 个自由度活动过程中，载荷集中于病变节段，易致椎间盘再突出、椎间隙变窄及椎间失稳的发生率增加。

2. 术后并发症处理

MED 术后并发症基本同脊柱后路开放手术，但急性硬膜外血肿是 MED 术后最为急迫的一个并发症，这里只对这一并发症详述。椎管内的静脉丛或神经根伴行动静脉在 MED 术中损伤似乎是难以避免的事，只要能确切止血处理就不会造成严重后果，但处理不当或遗漏则可能出现急性硬膜外血肿。患者短时间内出现腰部剧烈疼痛，自觉双下肢疼痛、沉重，渐变为麻木没有知觉，肌力和反射很快消失，并见切口隆起，有鲜血流出，MRI 发现椎管内血肿，T_2 呈高信号，硬脊膜囊遭挤压瘪，不见脑脊液信号。该并发症虽然发生率较低，但后果严重，及时发现并减压引流处理是最有效的措施。床旁紧急拆线打开切口是首要处理办法，这样的处理虽有增加感染等风险，但能赢得时间，将神经损害程度降至最低。MED 术中出血在术前常难以预料，且出血时止血困难，耗时较多，在血泊中操作常是导致一些并发症的重要原因。精湛的镜下止血技术，可有效防止术中出血并减少因出血所致并发症或并发损伤。

第二节　腰椎疾病 TESSYS 内镜技术

2003 年霍格兰德（Hoogland）在 YESS 技术的基础上进行扩展，采用经椎间孔入路结合椎间孔成型技术，内镜直视下直接到达椎管内突出的椎间盘区域行直接的脱出或游离椎间盘组织摘除术，理论上可以摘除任何部位的腰椎间盘突出，并能处理侧隐窝狭窄和神经根管狭窄，对神经根进行直视下直接减压，这一技术被称为 TESSYS 技术。相对于 YESS 技术，TESSYS 技术更强调向椎管内直接放置手术通道和直视下神经根减压操作，但同时学习曲线更长，手术风险更高，对术者的解剖知识、影像定位。匹配能力和操作技术能力也提出了更高的要求。目前脊柱内镜技术的优势已经得到充分的临床验证，经皮椎间孔镜技术不但可以获得传统手术同样的临床疗效，而且能显著缩短康复时间，减少手术入路相关损伤，减轻术后疼痛，优化手术结果、手术安全有效，术后数小时即可恢复基本日常生活活动，是目前最为微创的椎间盘摘除手术。

一、应用解剖

腰椎具有支持、活动和保护三大功能，支持功能由椎体承担，邻近韧带辅助完成，由此形成腰椎乃至整个脊柱良好的支撑框架。活动功能主要由上下椎体之间的椎间盘、小关节等完成。椎间盘和左右两个小关节共同称三关节复合体。保护功能主要是指椎管、椎间孔等对邻近神经、血管等所起的保护作用。

（一）椎管

脊柱的全部椎孔借助韧带等组织相连构成椎管。脊髓和马尾神经、脊神经等神经传导系统从腰椎椎管内通过。椎管病变会导致腰与脊神经支配区域的疼痛麻木和神经功能损害，如果是软组织则多指髓核、纤维环等，坚硬的组织多指骨赘、后纵韧带钙化等。L_1 椎体下缘以下为马尾神经，L_1 椎体以下节段的手术操作相对安全，但是如果操作不当，仍容易损伤马尾神经。

（二）腰椎管内容物

椎管除容纳脊髓、马尾神经和神经根外，还容纳动静脉丛、脊髓膜及其内的脑脊液。硬脊膜与椎管壁之间、血管丛的周围填充有丰富的脂肪组织。

腰段的神经通道分为盘黄间隙、侧隐窝、椎间管和脊神经后支通道等。腰神经出椎间管后即分为前支和后支，后支及其分支在行程中有数处穿过骨性纤维管，在其内可受到卡压。腰神经 1 ~ 4 后支骨性纤维管，位于椎间孔后外方，横突根部上缘处，L_5 神经后支的骨性纤维管分前后两段，这些部位往往与局麻是否成功有关。

（三）侧隐窝

椎管向侧方延伸的狭窄间隙称为侧隐窝，主要存在于三叶形椎管，存在于下位两个腰椎，$L_{4~5}$ 明显，偶尔可在 $L_{3~4}$ 见到。

侧隐窝分为上下两部分，上部为骨关节部，下部为骨性部。侧隐窝上部（盘黄间隙）前为纤维环、椎体后上缘，后为上关节突、关节囊、黄韧带及下关节突前缘，外为椎间孔，内向硬脊膜囊开放；侧隐窝下部前为下位椎体后壁，后为椎板峡部，内为硬膜囊，外为椎弓根缘，外下椎间孔内口，呈一扁三角间隙。侧隐窝内含有离开硬膜囊后穿出椎间孔前的一段神经。侧隐窝下部因椎弓根很少变异增生，椎体后壁不像椎体边缘那样容易增生，因此很少有狭窄或凸起形成，也就不需要术者过多重视，术中不需要显露。

（四）腰椎间盘黄间隙

腰椎管的两侧部分平对椎间盘者称为盘黄间隙，平对椎体者称侧隐窝，其中央部分称中央管盘黄间隙的前壁为椎间盘侧部，后壁为上关节突及其前的黄韧带，向外通连椎间管，向下续延侧隐窝。有人称为椎间盘后间隙，有人称为侧隐窝上份。盘黄间隙内主要是硬膜囊外侧部及其包容的马尾神经。盘黄间隙可因椎间盘后突、黄韧带增厚或上关节突骨赘内聚而缩窄，这时受压迫的是下一段，甚至是下两段马尾神经，即神经根硬膜囊内段。

（五）腰椎间孔

椎间孔上、下界为椎弓根，前界为椎体和椎间盘后外侧面，后界为小关节突椎间关节囊，黄韧带外侧缘构成部分椎间孔后界。椎间孔呈上宽下窄耳状形，自上而下逐渐变小。中立位到屈曲，椎间孔面积增大，而从中立位到背伸，椎间孔面积减少。椎间孔为腰神经根和供应椎管内软组织和骨结构血运的血管，也是神经进出椎管的道。因此，椎间孔镜技术推荐使用侧卧位，腰部尽量垫高，脊柱呈侧屈曲位，就是屈髋屈膝位，这样一来椎间孔扩大，上关节突明显下移，使得通过椎间孔手术入路变得更加容易。

各部椎间孔的大小、深浅各异，每一椎间孔均有一定的深距呈短管状。椎间孔一词并不确切，称椎间管合适。椎间管分四壁二口，上壁为上位椎弓根的下缘，下壁为下位椎弓根的上缘，前壁或内侧壁在各部不完全相同。腰椎间管前壁：上部为上位椎体后缘，中部为椎间盘后缘，下部为下位椎体后缘。三者高度比例：上位椎体占据最多，下位椎体占据最少，椎间盘占据介于上述两者之间。后壁：为椎间关节和关节囊前黄韧带。腰黄韧带最厚、面积大，达椎间关节囊前壁。二口：内口朝向中央椎管，外口通向脊柱外侧面。

侧隐窝、椎间孔正好在相邻两个椎体间盘同一水平。腰神经根起始部于侧隐窝。正常其横切面构成一个近等边三角形。侧隐窝及神经根通道有足够空间，神经根不会受挤压或刺激。脊柱椎管由椎孔连接而成，分为中央区、侧区、后区和椎间孔四部分，是硬膜囊、神经根、硬膜外脂肪和血管等组织所占据的骨纤维性管道。

（六）腰神经根管

上腰部 $L_{1\sim3}$ 神经根管分两段

1. 椎管内段

$L_{1\sim3}$ 神经根在相应椎体的下中 1/3 水平从硬膜囊发出，在椭圆形椎管的侧部以大于 45° 的倾斜角行向外下至相应椎弓根下缘入椎间孔，其整个椎管内行程长 4～6 mm，直径细，前后间隙大。

2. 椎间孔段

神经根沿相应椎弓根的下缘，从椎间孔宽大的上份走出，尽管较粗大的有神经节位于神经根将要出椎间孔的部位，但在椎间孔内，神经根周围间隙仍较大。

下位腰神经根管：下位腰神经根行程长，毗邻结构复杂，穿经的孔道为"骨纤维性管"，包括内侧份的侧隐窝和外侧份的椎间孔。有人将神经根管分为三部分：椎间盘后间隙、侧隐窝和椎间孔。

神经根管位于中央椎管侧方的椎间孔，为神经根穿出的骨纤维性管道，腰段前壁为上一椎体和其下方椎间盘，后壁为上位椎骨的椎弓下切迹，下壁为下位椎骨的椎弓上切迹。腰神经根管前为椎体后面和椎间盘，后为黄韧带和关节突关节，上、下分别为椎上切迹和椎下切迹。神经根自硬膜囊到出椎间孔的孔道称神经根管。神经根管可分椎管内及椎间管内两部分，近端部即临床上的侧隐窝部，是自硬膜囊到椎弓峡部段，其后壁是上关节突、椎板、黄韧带，外侧为椎弓根，前壁则是椎体的后外侧部及间盘组织。远端部为椎间管部，上下界为椎弓根，底为上位椎体后下缘、椎间盘和下位椎体的后上缘，顶部为黄韧带组织。腰神经管是由不动的骨结构（椎体、椎弓和椎板）及可动的非骨性结构（椎间盘、黄韧带和关节囊等）共同构成的。

（七）椎间孔韧带

椎间孔韧带是指位于椎间孔内外的韧带结构。椎间孔韧带分类：横孔韧带及体横韧带。前者是指椎间孔内的韧带，根据其在椎间孔内部位不同可分横孔上韧带、横孔下韧带，以横孔下韧带多见。横孔上韧带起自椎弓根与横突的夹角处，止于同位椎体的外下缘或椎间盘的侧壁，有动静脉分支和交感神经从内上方的孔隙中通过；横孔下韧带横跨于椎上切迹，起自上关节突前面的骨缘，水平向前走行，横孔上下韧带中有脊神经通过。

体横韧带位于椎间孔的外面，从横突连于椎体或椎间盘，分为体横上韧带和体横下韧带。前者指从横突的下面斜向前下至椎体、椎间盘或下位椎体的外上缘，后者指从横突的上面斜向前至椎体或椎间盘。

体横韧带与横孔韧带出现不恒定，椎间孔内韧带分布广泛，上位椎间孔内韧带分布较多，但无对称性；横孔韧带、体横韧带的分布有各自特点，横孔韧带多位于上位腰椎，体横韧带多分布于下位腰椎。

幼儿时腰椎间孔也存在大量韧带结构，故椎间孔韧带是一种先天性结构，属正常生理组织。椎间孔韧带存在变异与分叉，如变异为多个细小的纤维索，这些发育不全的纤维索将椎间孔分为多个细小的间隙，势必增加对椎间孔内组织结构的固定与限制作用。

神经根斜行穿过椎间孔时，在椎间孔中央区的矢状面上有膜性结构将神经根外膜鞘与椎间孔的内缘相连，呈环行，此膜性结构局部增厚形成韧带，共 4 条，4 条韧带围绕着神经根，以神经根为中心在椎间孔中央区呈放射状分布。韧带具有一定的张力，将神经根从不同方向栓系在椎间孔的内缘，4 条韧带各自独立，彼此通过间膜连成环形，在椎间孔中央区形成一个完整椎管内外的分隔单成一体。因此，在准备扩孔前先进入椎间孔内对孔内的韧带进行清理分离，可以使得扩孔时减少对神经的牵拉，减少痛感。

$L_5 \sim S_1$ 椎间孔区的韧带：腰骶韧带和腰骶弓状筋膜恒定。椎体横突韧带少见，坚韧，形似索状 L_5 神经前支在后者深面的下方穿出椎间孔，腰骶韧带是一片连接在 L_5 横突前下缘与髂翼上后间的致密结缔组织带，相当于横突间韧带，近似冠状位。其内侧缘游离，与 S_1 关节突围成一个向后开放的骨纤维孔，孔内有 L_5 神经后支穿行。腰骶韧带前面与 L_5 神经前支及伴行血管毗邻，腰骶弓状筋膜是一片覆盖在 $L_5 \sim S_1$ 椎间孔外侧的扁阔筋膜。向上以两束纤维分别附着于 L_5 横突前下缘和椎体后外侧面；向前以一片宽阔的纤维附着在 L_5 椎体、$L_5 \sim S_1$ 椎间盘和 S_1 外侧面；向后下方，筋膜固定在腰骶韧带前。腰骶弓状筋膜下缘弓形向上游离，$L_5 \sim S_1$ 椎间孔被筋膜分割成三个大小不同的小孔。

（八）腰椎间孔处动脉

腰部为腰动脉及髂腰动脉，在盆部为骶正中动脉和骶外侧动脉。这些节段动脉发出的分支经椎间孔进入椎管，一般在椎间孔处分为三支，一支向前到椎体，一支向后到椎弓，中间的一支沿脊神经根走行称根动脉，根动脉又分为前根动脉和后根动脉，供应脊神经前、后根和脊神经节的营养。

脊支和背侧支在椎间孔区先后发出，横跨椎间孔。脊支发出细小分支进入神经根及椎间孔内，在靠近椎间孔时，发出背侧支。背侧支继续后行在横突下，供给后部骨骼和脊旁肌。在 $L_{4/5}$ 椎间孔上 1/3 处，应注意 L_4 动脉分支，避免损伤。椎间孔下 1/3 区，动脉分支相对少而细，故在该区操作出血相对较少。

腰动脉从椎间孔前缘向外后内发出分支，在椎间孔外区，后支主干及其分支与出口腰神经前支的关系密切，血管呈树杈状从外侧将神经包绕，紧贴腰椎峡部外缘，将后支血管及其分支推向外侧，是安全方法。

术中操作时不要远离上关节突，直接进入椎间孔内可以避免出血过多的问题，椎间孔内下部血管少。

二、操作基本要求

（一）椎间孔入路

TESSYS 术经椎间孔入路，通过内镜摘除突出椎间盘组织。TESSYS 技术使用专利的扩孔钻和配套器械逐级扩大椎间孔，彻底地摘除游离椎间盘组织。患者可以侧卧也可以俯卧，局部麻醉，术中保持清醒，可与术者交流。TESSYS 手术用于治疗所有因椎间盘突出导致神经根性症状，经保守治疗无效的各种类型腰椎间盘突出症，马尾综合征必须尽快手术。任何椎间盘手术，包括 TESSYS 手术在内，都必须提供详细的 MKI 和（或）CT 影像资料，通常也需要 X 射线片。

1. 手术体位

手术可以采用侧卧位或俯卧位，患者侧卧于可透 X 射线手术床上，治疗侧向上。用圆形靠垫支撑腰部，屈曲髋膝关节，使治疗侧椎间孔张开、髂嵴下移。俯卧位同样使用腹垫支撑腰部，消毒并铺设无菌巾。

2. 手术麻醉

手术前给予口服非甾体抗炎药，也可术前 15 min 给予帕瑞昔布钠 40 mg 溶于生理盐水静脉推注。术中应用 1％利多卡因逐层麻醉至关节突，但应避免椎管内和邻近神经根部位的阻滞麻醉，术中若疼痛仍明显，由麻醉师辅助适量的麻醉强化。

3. 手术定位

标记棘突线（中心线）和髂嵴线。通常情况下，$L_{2～3}$ 和 $L_{3～4}$ 的椎间孔较大，大约旁开棘突线中心线 10 cm。椎间孔尺寸正常的 $L_{4～5}$ 和 $L_5～S_1$，通常旁开棘突线中心线 12～14 cm。对于肥胖或椎间孔狭窄的患者，旁开棘突线中心线距离应该相应增大。一般来说，尾侧移位椎间盘突出的入路点应更靠头侧和外侧。术者可根据自身经验选择穿刺入点，也可在侧位 X 射线透视下确定：放置一个长金属器械于患者体侧行 X 射线侧位透视，方向应经过上关节突尖部进入抵达突出椎间盘，用划线笔进行标记为方向线。水平距离线和斜向的方向线在髂嵴线稍上方的交叉点即为进针点。

4. 穿刺

18G 穿刺针穿刺到上关节突尖端外侧，并在局部注射 1％利多卡因 1 mL，然后将穿刺针紧贴上关节突腹侧穿入椎间孔至棘突中线，并抵达下位椎体后上缘。

5. 导针通道建立

经穿刺针插入导丝，用手术刀在穿刺点做一约 7 mm 小切口。将最小Ⅰ号导棒（绿色）沿导丝插入到小关节突，并进入椎管内直至固定下位椎体后上缘。$L_5～S_1$ 段可采用特殊的前端为弧形Ⅰ号导棒。将直径逐次增大的Ⅰ、Ⅱ、Ⅲ（绿色／黄色／红色）3 级导管沿导棒插入关节突后外侧。

6. 孔扩大成型

所有的导棒、导管，不同直径大小的扩孔钻和扩孔钻推出器都根据交通信号灯原理：蓝、绿、黄、红进行颜色编号。不同直径大小的扩孔钻对应不同的导棒（Ⅰ、Ⅱ、Ⅲ）配合，椎间孔扩大成型也遵循这一顺序。扩孔钻锯齿设计为逆时针方向旋转深入时不损伤软组织，植入后接触到骨性结构，即可顺时针旋转。通过Ⅰ号导棒（绿色）和Ⅲ号扩张管（红色）间空隙用穿刺针对小关节突进行浸润麻醉。沿Ⅰ号导棒（绿色）和Ⅰ号导管（绿色）将Ⅰ号扩孔钻（绿色，5 mm 直径）旋转插入，切除下位椎上关节突前下缘部分骨质，切割方向指向突出的椎间盘，扩大神经孔以便工作通道顺利置入。

7. 导丝

小心地以逆时针方向旋转退出第一级扩孔钻及Ⅰ级导管（绿色），然后移除

Ⅰ级圆锥形导棒；接着将Ⅱ级圆锥形导棒（黄色）沿导丝插入靶点位置。如果需要，可以使用榔头敲击导棒进一步深入。Ⅱ级导管（黄色）沿Ⅱ级导棒（黄色）插入，接着插入Ⅱ级扩孔环钻（黄色，细齿或粗齿），小心地通过椎间孔深入。必要时采用同样方法完成Ⅲ级扩孔钻以扩大椎间孔。在椎间孔较大或非 $L_5 \sim S_1$ 节段，多不需要最后一级红色环钻。椎间孔镜通道放置到位后，另有长柄镜下扩孔钻可沿内镜的工作通道插入，可在内镜监视下切除骨组织及其他硬性组织。值得注意的是，操作时应始终在正侧位透视下监测扩孔钻的位置，确保侧位影像下，导棒前端靠近下位椎体上终板（取决于脱垂的位置），同时，正位透视下位于椎管中央。各级扩孔环钻行椎间孔扩大成型时一般不超过椎弓根内缘连线，若需要稍微超过，应在透视下谨慎控制，同时询问患者有无根性疼痛，避免失手误伤神经根或硬膜囊。手术操作各步骤中若出现显著明确根性疼痛，均应停止操作，对应 MRI 和 CT 图像，确认通道和器械位置与神经关系，进行管道器械的位置和轨迹调整，必要时可让台下助手协助观测相应神经根感觉、运动功能状况，避免在严重根性刺激情况下强行操作，必要时甚至可放弃手术，避免术者在判断错误或是神经结构存在异常解剖等情况下误伤神经根。

8.手术通道建立

取出扩孔环钻，置入 7.5 mm 手术通道，通过 X 射线检查工作套管的位置。此时椎间孔已扩大成型，工作通道放置到椎间盘平面，刚好位于椎弓根连线处，开口正对硬膜外腔的突出椎间盘碎片（图 4-2），必要时也可将通道置于椎间孔外，在内镜监视下逐步往椎管内操作。

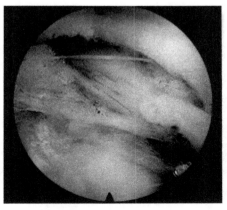

图 4-2　开口正对硬膜外腔的突出椎间盘碎片

9. 椎间盘切除和神经根减压

组装椎间孔镜杆状内镜系统，连接光源和盐水灌注系统，置入手术通道观察各种组织结构。突出组织已被椎间盘造影时染色，可以将其与神经根和硬脊膜非常明显地区分开来。通过内镜工作通道插入神经钩或神经剥离子，以便进一步明确内镜影像的方位。摘除突出椎间盘的整个过程中，患者能与术者交流并对手术做出及时反应。使用各种器械：直头或弯头抓钳、活检钳和剪刀等，逐步摘除松散的组织及椎间盘碎片。较大的碎片可以连同内镜一同沿工作套管退出，如果已经清楚观察和定位神经结构，可以不用内镜，仅在 C 型臂 X 射线机透视下用较短的大号髓核钳摘除大块碎片，此时髓核钳开口应朝向腹侧骨性侧隐窝狭窄和硬性压迫的解除可利用镜下环钻或是镜下磨钻完成。通常情况下，摘除突出髓核后，即可观察到神经根，内镜直视下检查受累神经根是否完全松弛，可使用射频电极头或是专用神经探子探查神经周围。最后旋转工作套管的开口，保护神经根，开口朝向椎间盘，在 X 射线透视下进一步从椎间盘内移除破口处松弛的椎间盘碎片可屈性射频电极止血、消融组织（如瘢痕等）及纤维环成形术，移除工作套管缝合皮肤切口。

（二）椎间隙后入路（TESSYS 技术）

卢特顿（Ruetten）最早报道完全内镜下经椎板间隙入路（PEID）摘除突出的椎间盘髓核组织。PEID 具有手术入路解剖为脊柱外科医生熟悉，术中透视少，不受高髂嵴、椎间孔周界、背根神经节及出行神经根限制等优点，其与 PETD 一起进一步扩大了经皮内镜的手术适应范围。

1. 麻醉与体位

在经皮内镜椎板间入路腰椎间盘切除术中，操作管道对神经根及硬膜囊有一定的刺激，故建议在气管插管全身麻醉状态下进行手术。全麻解除了患者的痛苦，也消除了手术相关的痛苦记忆；全麻有利于肌肉松弛，便于调整体位时椎板间隙张开；全麻还便于术中控制性降压，可减少术中出血，保持术野清晰。采用俯卧位下进行手术，全麻成功后，将患者置于俯卧垫上使腹部悬空。调整手术床，尽量减小患者腰前弓，使椎板间隙张开，即使是 $L_{4\sim5}$ 节段，采用这种方法后不需要磨除关节突内缘或椎板，也可顺利将工作管道置入椎管。

2. 手术步骤

为了方便描述，手术步骤以经皮内镜椎板间入路 L_5/S_1 椎间盘髓核摘除术为例进行叙述。

第一，体表定位 L₅ 及 S₁ 棘突，沿 L₅ 与 S₁ 棘突连线标画后正中线，于 L₅/S₁ 棘突间隙中点标画一条与身体长轴垂直的水平线，两线交点偏症状侧约 5 mm 划 1 条 7 mm 的线段，即为预计的切口线。手术部位皮肤常规消毒、铺巾。

第二，于后正中线旁开约 2.5 cm 插入定位针，定位针深达关节突表面即可。以定位针为参考点，C 型臂 X 射线机侧位透视确认手术节段，切口的具体位置根据透视调整，以透视为准。也可手持定位针直接透视找到椎板间隙的中点，于中点偏症状侧 5 mm 标记切口，这样更省时间，但辐射量更大。

第三，于最终标记的切口部位作一长约 7 mm 的纵行切口，切开深筋膜。切口大小应略小于工作管道直径，切口过大则出现工作管道周围渗血，同时渗血进入工作管道内可导致手术视野模糊。沿切口垂直于水平面缓慢旋转插入铅笔头状的扩张管至椎板窗的黄韧带表面。此时可轻轻推动扩张管，感知底面有韧性的黄韧带，头侧坚硬的 L₅ 椎板及外侧的下关节突，也可透视调整扩张管的位置。沿扩张管缓缓旋入工作管道至黄韧带表面，再次 C 型臂 X 射线机透视侧位，以确定其正确位置。

第四，取出扩张管，将工作管道内注满生理盐水，再沿工作管道缓慢放入内镜，调整水压止血。生理盐水持续冲洗，保持镜下视野清晰。镜下以髓核钳清理黄韧带表面的纤维脂肪组织后，可见浅黄色有光泽的黄韧带。此时以射频电极触探，可感知黄韧带与 L₅ 下关节突硬度不同。黄韧带在内侧，其质地坚韧，而 L₅ 下关节突在外侧，其质地坚硬。

第五，突破黄韧带的方法有以下两种。

劈开黄韧带：对于椎管较宽、黄韧带没有增厚、非巨大型腰椎间盘突出症的患者，采用此方法突破黄韧带方便快捷，术后黄韧带可重新合拢，使椎管内结构与后方软组织隔离；以射频电极紧贴 L₅ 下关节突内侧缘沿黄韧带纤维走行方向在黄韧带上打孔（图 4-3），让冲洗的生理盐水沿黄韧带孔流入椎管内硬膜外，调整水压冲洗、松解硬膜外粘连，让黄韧带与硬脊膜之间有生理盐水隔离与保护；工作管道尖部沿黄韧带纤维走行方向经黄韧带上打的孔小心旋转进入，纵向劈开黄韧带，调整工作管道将黄韧带挡在工作管道外，镜下即为椎管内结构。

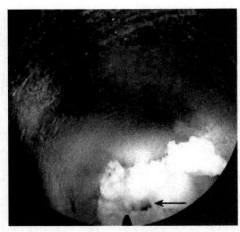

图 4-3　劈开黄韧带入路中在黄韧带上打孔示意图

注：黑色箭头所示为用射频电极在黄韧带上所打的孔

剪开黄韧带：此种方法相对更安全。适当下压管道使黄韧带维持一定的张力，尽量靠近椎板窗中份先垂直于黄韧带纤维走向逐渐剪开黄韧带，剪开部分黄韧带后用工作管道尖部将其一端挡在管道外，剪黄韧带与调整管道交替进行，直至外层黄韧带被剪开。再用神经剥离子沿纤维走向仔细分开、突破黄韧带内层，让冲洗的生理盐水进入椎管内硬膜外，让黄韧带与硬脊膜之间有生理盐水隔离与保护，黄韧带与硬脊膜有粘连时，用神经钩松解粘连带后，再剪开黄韧带内层，即可见到生理盐水保护下的硬膜囊。小心保护硬膜囊，自黄韧带突破口由内向外剪开黄韧带至 L_5 下关节突内侧缘，若黄韧带肥厚，则可用椎板咬骨钳咬除部分黄韧带以便显露及减压。若关节突增生内聚致侧隐窝狭窄，则可在内镜下用磨钻、椎板咬骨钳去除关节突内侧部分，直至显露至神经根外侧。

第六，镜下仔细辨清硬膜囊和神经根的位置及毗邻关系，根据椎间盘突出的不同病理类型，摘除髓核组织的顺序有一定差异。当突出的髓核组织主要位于 S_1 神经根腋下时，可先调整水压冲洗、松解突出或脱出的髓核组织，并用髓核钳小心将其取出。S_1 神经根腋下充分减压后，再向外轻柔旋转、倾斜工作管道至 S_1 神经根肩部，寻找残余的髓核组织。摘除 S_1 神经根肩部残余的髓核组织后，再逐渐向内旋转、倾斜工作管道，将减压后的 S_1 神经根推向内侧，与 S_1 神经根腋下区域"会师"，探查摘除 S_1 神经根腋下可能残余的髓核组织。同样地，当突出物位于 S_1 神经根肩上时，在肩上减压后，若影像学不能排除腋下也有髓核，还需要对神经根腋部进行探查。减压结束前，再次沿 S_1 神经根表面旋转管道，通过观察 S_1 神经根走行区域是否有残余的髓核组织及 S_1 神经根活动度来判断减压是否彻底，直至硬膜囊及神经根充分减压。当内镜进入椎管后，仅看到突出的髓核组织，暂时未看到神经根或硬膜囊。这种情况是由于脱出的髓核组织将神经结构推移，解剖关系发生了改变。此时，不应急于倾斜管道寻找神经根及硬膜囊，而应该先小心摘除一部分髓核组织，以期通过减少突出物的容积来获得较多的安全操作空间，不致产生神经根及硬膜囊的过度牵拉、损伤。

第七，硬膜囊及神经根充分减压后，用射频电极彻底止血，缓慢退出内镜，经工作管道向神经根周围注入 40 mg 甲泼尼龙，拔出工作管道；1 % 罗哌卡因切口局部浸润镇痛。可吸收线皮内缝合切口。

三、适应证选择与手术操作

（一）椎间盘突出症

临床统计表明，腰椎间盘突出症是骨科门诊最为多见的疾患之一，也是腰腿痛最为多见的原因。疾病发生的早期，患者多数采取休息、理疗、口服镇痛药等保守治疗。经阶段性保守治疗后效果不满意者，可选择手术治疗，传统上常多采用后路开放式减压手术，但因其创伤大、破坏脊柱正常生理结构、术后患者恢复期较长等不足，不能被更多的患者接受。因此，脊柱手术微创化成为手术技术发展的必然趋势。在关节镜、腹腔镜、宫腔镜等内镜技术的启发下，在各领域前人学者的不懈努力下，脊柱内镜技术应运而生，近年来脊柱内镜得到了长足的发展，椎间孔镜作为脊柱内镜的代表，在临床治疗方面疗效肯定并日趋成熟。

1. 椎间孔入路

（1）适应证选择

经皮椎间孔镜（PELD）手术用于治疗因腰椎间盘突出或侧隐窝狭窄导致的神经根性疼痛，经保守治疗无效的病症。理论上适用于绝大多数类型腰椎间盘突出症。随着手术医生技能提高和器械的不断改进，其适应证也在不断扩大，目前采用镜下磨钻系统已经能处理过去认为不能完成的钙化型椎间盘突出、骨性侧隐窝狭窄和椎管狭窄等特殊情况。对于以下情况初学者应谨慎选择该技术进行手术治疗：椎间盘脱出远处游离，特别近端游离型；严重骨性椎管和椎间孔狭窄、钙化型椎间盘突出，高髂嵴患者的 $L_5 \sim S_1$ 椎间盘突出，椎间盘翻修手术，对疼痛非常敏感无法耐受局麻手术、术中无法正确交流等。

（2）手术操作

①手术准备。第一，患者准备。椎间孔镜手术采用局部浸润麻醉，无须术前限制食、水摄入。可采用俯卧位或侧卧位，如患者采用侧卧位，髂腰部需垫起一圆柱状体位垫，高约 20 cm，使髂嵴向下移位、增大椎间孔，利于穿刺定位，可在术前对患者行体位训练。第二，手术所需人员配备。手术医生、器械护士、巡回护士、监测患者术中情况的医生、C 型臂 X 射线机技师等。第三，手术器械与设备准备。手术专用 18G 长 150 mm 穿刺针、软组织扩张工具、椎间孔扩大工具、工作套筒、内镜、镜下各类髓核钳、镜下磨钻、镜下骨刀骨凿等，还需配合使用冷光光源机、视频信号采集及播放系统、双极射频系统、X 射线透视系统、镜下无菌液态环境冲洗、吸引系统等。第四，术中器械、设备的摆放。配合椎间孔镜手术的 X 射线、镜下显像系统、光源系统、射频系统均摆放于术者对侧，增大手术操作空间；术者和器械护士位于患者后侧，器械台置于器械护士右侧，便于及时配合术者进行手术操作；镜下无菌液态环境冲洗、吸引系统位于术者左侧，以便配合术者镜下操作需要随时调整。

②手术步骤。

A. 体位：患者采取侧卧位，患侧在上，髂腰部圆柱形体位垫垫高，垫高的程度应该为臀部略抬离床面，棘突连线略称弧形，但过度垫高容易使得患者体位改变，对透视造成影响，因此适当垫高即可。屈髋屈膝，有利于扩大椎间孔。两大腿间分开充分外展患肢髋关节，骶尾部以固定架支撑，目的是使得躯干维持在标准侧卧位，避免术中患者前倾。

如果对于这种方法不适应，可采用骨盆架，在腹背侧固定患者的骶髂关节和骶尾部，维持标准侧卧位，但应注意不要影响术中透视。患者不可过度后倾，以免冲洗液无法收集到漏斗中。

常规消毒、铺巾，注意消毒范围尽量大，腹侧要达到腋前线，皮肤尽可能多暴露并用贴膜覆盖。因为直视下观察患者身体有利于立体定位和穿刺，所以贴膜最好选用带漏斗的，以利于冲洗液收集，避免打湿无菌敷料造成感染隐患。

B. 麻醉：局部麻醉，采用 0.5 %～ 1.0 %浓度的利多卡因溶液，也可以加用其他长效麻药共同使用，穿刺部位逐层浸润麻醉，分三层完成，分别为皮肤皮下、深筋膜和上关节突及周围，患者无异常感觉后开始手术，必要时增加椎间孔硬膜外麻醉。

麻醉时经常会遇到麻醉效果差的情况，在这里可以给大家一个建议：首先，仔细阅读椎间孔附近神经分布的解剖资料，按照神经分布确定麻醉范围，绝不可以只在一点麻醉，应该围绕上关节突周围充分阻滞；其次，如果条件许可，请麻醉师辅助，术前给予基础麻醉，但要保持患者清醒并对手术刺激有反应。注意患者的反应，有时穿刺时患者无不适感并不代表进入椎管后患者也能适应，如椎管内神经组织非常敏感，可以要求麻醉师辅助。局麻对于精神紧张的患者不适用，如幽闭恐惧症的患者，局麻根本无法进行操作，可采用全麻，但是术中要特别小心勿损伤神经。

C. 诱发试验与椎间孔阻滞试验：对于多节段退变的患者，术前依靠影像学与体征无法准确定位责任椎间盘节段，术前以腰痛症状为主的患者可行椎间盘诱发实验还原或增加其不适和腰痛。对于下肢放射性症状较重的患者，于椎间孔内注射 1% 利多卡因约 3 mL，行神经根阻滞，明确病变责任节段。

诱发试验有时会发现两个节段都有病变，应该选择责任椎间盘为本次手术节段，次要责任椎间盘作为下次手术目标，避免过长手术时间增加手术的不适。

D. 穿刺定位：由于解剖特征不同，下腰椎手术的难点主要在 $L_{4\sim5}$ 和 $L_5\sim S_1$ 两个节段上，而大多数疾病主要也集中在这两个部位，因此笔者就这两个节段进行描述。此方法也适用于部分上腰椎，只是操作更加容易，越是向上的节段头倾角越小，具体角度根据上关节突尖部与下位椎体后上缘的连线来定。

在 C 型臂 X 射线机透视下确定病变椎间隙的体表投影并标记，$L_{4\sim5}$ 椎间盘取脊柱后正中线旁开 10 cm 左右连线，并向上距离髂嵴 6 cm 垂线的交点为进针点，而 $L_5\sim S_1$ 椎间盘增加 2 cm，取脊柱后正中线旁开 12 cm 左右连线与髂嵴上 2 cm 垂线交点为进针点，但实际操作中可根据患者胖瘦做适度调整。上位腰椎间盘旁开距离依次减少 2 cm。在侧位 X 射线透视像上：穿刺针穿刺方向为上关节突尖部与下位椎体后上缘的连线范围，但该穿刺线并非绝对的穿刺线，可以根据需要上下调整，但绝不能过多向上调整，易损伤出口根，向下调整不受限制，甚至可切割一部分椎弓根上切迹。当穿刺针到达上关节突尖部时，正位像显示针尖在上关节突外缘，穿刺定位针大致头倾 60°。

初学者如果无法掌控穿刺的技巧可以选用较硬的穿刺针，细针在体内很难更改方向。特别提醒的是，不能因为穿刺不容易就减少上关节突麻醉的范围。

E. 软组织扩张、椎间孔扩大：根据需要调整，置换导丝后，用尖刀切开皮肤皮下组织约 8 mm，在这里需注意有时会有明显出血，多为皮下深筋膜出血，无须多虑，通道置入后自然止血。首先进行软组织扩张。建立软组织通路后，再置入定位器，沿着上关节突尖部与下位椎体后上缘连线作为扩大椎间孔的基本方向，根据需要显示的范围适当调整。使用带有菱形尖锐定位器 Tomy1 穿过上关节突的尖部骨质，当穿透第二层骨皮质后，更换钝头的 Tomy3 锤击经过椎间孔进入椎管内，术中注意患者的反应，患者略感不适但不引起过重的麻痛感为好。如果反应强烈则无须过深扩孔以免损伤神经，这种情况多是因为突出物偏硬引起的（图 4-4）。如果突出椎间盘较大或硬膜囊腹侧空间大可以直接使用 Tomy1 一次到位。

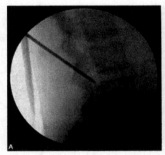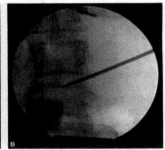

图 4-4　定位器位置

A. 侧位像定位器位置；B. 正位像定位器位置

F. 建立工作通道：以导丝置换出骨钻，沿导丝置入扩张导杆，沿导杆置入工作通道。注意置入时旋转置入，以不引起患者不适为准，初次置入不宜过深，在处理好椎间孔后，镜下逐渐深入。工作通道置入后应可以适当移动，如呈固定状，则会影响手术。

G. 脊柱内镜置入：经工作通道置入 6.3 mm 内镜，连接 3000 mL 生理盐水袋出水管接入椎间孔镜入水口，盐水悬吊高度为高于椎间孔镜入水口 1 m，过高易引起"类脊髓高压综合征"，吸引器与椎间孔镜出水口相连，打开入水口和出水口经椎间孔镜内通道连续冲洗手术野。注意置入内镜过程中勿损伤镜头，应顺着通道入，脊柱内镜的前端物镜较易擦伤，使得视物不清。

H. 椎间孔成型：根据术前影像判断上关节突需要切除的范围，如果切除范围不够，可以使用动力磨钻沿黄韧带表面磨除上关节突的腹侧增生部分，向尾端打磨到椎弓根上缘。但动力磨钻操作导致时间延长，最好在扩孔时一步到位，成功的标志是工作套筒置入椎管内，黄韧带显露清楚。手术操作中髓核钳容易到位，不需使用带角度的髓核钳。另外术中还可以使用专利器械"套筒锯"辅助进行上关节突的修整，进一步扩大椎间孔。

该技术操作的特点是强调由上关节突的尖部作为扩孔的突破点，可以利用该部位的解剖薄弱区降低手术扩孔难度，又由于其扩孔方向指向下位椎体，则扩大范围恰好涉及上关节突的腹侧能够去除上关节突的内聚部分，如使用 9 mm 骨钻对侧隐窝减压更容易，尤其适用于腰椎管狭窄症患者。扩孔后工作套筒应该可以自如摆动，镜下可见镜头移动范围。

I. 黄韧带成型：经过镜下冲洗可见到上关节突的被磨削部分，清理骨碎片。随后可见黄韧带组织，黄韧带显露的多少取决于扩孔的大小。镜下见黄韧带与椎间盘纤维环间无紧密连接，可切除该部分黄韧带，在神经根背侧的黄韧带使得神经根不可见，修整残余部分以方便显露行走神经根，术中不可过多切除黄韧带，以免失去其对神经根的保护作用，尤其是其对神经根的防粘连作用，故此对黄韧带重在修整成型。椎间孔头端即所谓的盘黄间隙部分，其可向外侧延伸覆盖在出口根背侧，该部分黄韧带可保留，如增厚明显可以适当切除，暴露部分出口根即可，如需对出口根减压则可切除，直接显露出口根。

显露黄韧带后，于其下方探查神经根，术中可见神经根位于黄韧带下、椎间孔韧带内，被脂肪组织与纤维性结缔组织包裹，搏动不明显。

J. 纤维环成型：镜下显露神经根必然要先清理神经根周围阻碍视线的组织，包括突出的髓核组织和破碎的纤维环等。年轻的或病程较短的患者，因椎间盘的纤维环增生不明显，只要摘除椎间盘突出物即可，但更多的患者由于病程较长，纤维环已经明显增生凸起，对行走神经根造成了不同程度的压迫，因此对纤维环的处理势在必行，以椎体后缘为标准切除增生的纤维环显露神经根，使得纤维环与椎体缘平齐，但注意只能切除外层纤维环，向中线清理直到显露后纵韧带，向头尾端显露椎间盘上下缘，以显露部分行走神经根。如果纤维环增生过度，在成形过程中为避免过度切除纤维环使其变薄，可先行髓核摘除，在纤维环下方形成空腔，再用射频刀头皱缩纤维环，达到减压目的。

K. 髓核摘除：对纤维环清理后可见突出或脱出的髓核组织，用髓核钳摘除。

对不同类型腰椎间盘突出应采用不同方法，如有的患者为椎间盘脱出，直接摘除即可，而有的患者突出物包裹在纤维环内，更有的患者突出物已经引起了明显的硬化或钙化，因此往往处理纤维环时需要与椎间盘髓核摘除同步进行，两者互相粘连需要仔细辨别以免遗漏。在手术即将结束时还需对椎间孔内的纤维环进行成型，并在该区域再次对椎间盘行盘内髓核进行摘除。

L. 后纵韧带成型：后纵韧带在下腰椎较窄，其外侧还有伴生的细小韧带与之平行，术中应仔细辨别。自 $L_{3、4}$ 向上则明显增宽。显露后纵韧带后可见后纵韧带位于硬膜囊下，与凸起的椎间盘粘连并向两侧增生，部分硬化甚至钙化。所谓后纵韧带成型是指将后纵韧带从包裹物中剥离乃至部分切除。因硬膜囊与神经根基本不与后纵韧带粘连，突出物可以包裹在后纵韧带的附带组织中与其粘连，容易遗漏，突出物可以位于后纵韧带的腹侧或背侧。后纵韧带一般在年轻患者或需体力劳动的患者不予切除，但在老年患者因其与突出物粘连不易分离则应尽量切除，甚至将其止点磨除。

M. 骨赘切除：首先向尾端显露下位椎体约 10 mm，对于增生的骨赘先使用射频清理，露出骨赘后以镜下环踞、骨凿或动力磨钻切除。移动工作通道显露头端，以此方法再处理头端，但要注意勿损伤出口神经根，同时探查出口根旁是否有骨赘压迫。切除骨赘范围可以视骨赘大小来定，如果视野允许可以越过中线清理。术中使用磨钻对终板进行减压。对于后纵韧带止点的骨赘酌情处理，如对神经根有接触或压迫者应一并切除。

N. 侧隐窝扩大：侧隐窝在椎弓根部分，也就是局部解剖中说的骨性部分一般没有增生，退变多在骨关节部分，因此上关节突的处理尤为重要。在用不同直径环锯行手术扩孔时，其实侧隐窝已经被打开，但有时减压不够，这就要用镜下动力磨钻进行侧隐窝扩大成形，主要是沿黄韧带背侧进行磨除。除侧隐窝背侧有上关节突的增生影响外，在腹侧也会造成狭窄，因此对侧隐窝狭窄的患者不仅需要扩大侧隐窝的背侧，而且也需要扩大侧隐窝的腹侧结构。

O. 神经根松解：完成上述步骤后探查行走神经根与硬膜囊，对其周围的包裹物进一步松解，如遇翻修手术尚需处理神经根粘连物，直到行走神经根可以自主搏动为止，并在术中进行直腿抬高，以判断神经根滑动是否良好，确定神经根松解是否已经完成。

P. 结束：取出脊柱内镜，如果发生硬脊膜破裂，应沿工作通道内放入一小块明胶海绵，以阻止神经纤维疝出硬膜囊和脑脊液漏。

③术后处理及注意事项。手术中患者接受局部麻醉，不需要复苏等过程，此外手术伤口只有 8 mm，因此卧床只是为了止血，术后 3～4 h 在硬腰围保护下可以下床活动。

有部分患者手术后 72 h 将开始出现所谓的"术后反应"，表现为术前症状重现，也可以出现新的症状，如麻木、疼痛、酸胀无力等。持续时间可短可长，从几天到数月不等，一般到手术后 3 个月症状可完全缓解。

术后大约有 10 % 的患者会发生"反复期"的各种症状，一般表现为患侧腰痛、臀部疼痛、麻木、胀感，或切口部位的酸痛等，也有少数为对侧出现症状，多数为站立和坐位时出现症状，多数可以自行缓解。如果卧床无法缓解或症状持续进行性加重就应该复查磁共振，看是否出现终板炎或椎间盘炎。

手术后应避免长时间卧床而没有任何锻炼，否则会有不良后果，多为术后神经根粘连所致，因为手术后无论在椎间孔内置入何种防粘连物，都无法完全避免粘连和凝血块形成。术后康复训练应该循序渐进，遵医嘱进行，比较标准的锻炼是直腿抬高和五点支撑，也可嘱患者每晚抱枕俯卧半小时，做所谓的"被动飞燕"，如条件许可也可进行腰部的热疗，如红外线、超短波等理疗。

2. 椎板间入路

（1）原理与优缺点

解剖研究发现，$L_5 \sim S_1$ 椎间盘后缘在相应的椎板间隙以上者占 26.7 %，与椎板间隙上部相对者占 40 %，与椎板间隙正相对者占 33.3 %。在矢状面上，L_5 椎板向后下方斜行，手术工作管道可以与椎间盘平面呈头倾 5°～10°进入椎管。此外，$L_5 \sim S_1$ 水平硬膜囊内仅为骶神经，为手术操作留有足够的空间。上述解剖因素使经椎板间入路摘除 $L_5 \sim S_1$ 突出的椎间盘髓核组织成为可能。通过 C 型臂 X 射线机定位到相应的手术节段。通过导针、扩张管引导，将工作导管置于黄韧带表面。在内镜直视下突破黄韧带，通过旋转管道将硬膜囊、神经根保护在工作套管之外。利用髓核钳等工具摘除突出的髓核组织并做纤维环成形。

经皮内镜椎板间入路椎间盘切除术具有手术入路为脊柱外科医生熟悉，穿刺定位快，术中透视少，镜下硬膜囊、神经根等重要结构均清晰可见、便于保护，且可直接切除椎管内突出或脱出的椎间盘组织等优点，尤其适用于 $L_{4\sim5}$、$L_5 \sim S_1$ 脱出型、腋下型椎间盘突出。其不足为：因椎板间隙宽度、椎管容积的限制，仅适用于 $L_{4～5}$，$L_5～S_1$ 椎间盘髓核切除；不适用于椎间孔型、极外侧型椎间盘突出；工作管道进入椎管，一定程度上干扰椎管内结构。

（2）手术适应证与禁忌证

①适应证：PEID 主要适用于 $L_{4/5}$、L_5/S_1 椎间盘突出症，包括中央型和旁中央型腰椎间盘突出、腋下型和肩上型腰椎间盘突出，游离脱垂型腰椎间盘突出（包括向头端或向尾端脱垂）、复发性腰椎间盘突出、腰椎间盘突出伴钙化、腰椎间盘突出伴黄韧带肥厚，活检或椎间盘炎清创，内镜下椎间融合。高位腰椎间盘突出症以及神经根型的颈椎间盘突出症为相对手术适应证，通过内镜下用高速磨转及咬骨钳行椎板开窗，同样可以将工作管道置入椎间隙，摘除突出的髓核，达到神经结构减压的目的。

②禁忌证：极外侧型椎间盘突出症，椎间盘突出伴骨性椎管狭窄，椎间盘突出伴节段性不稳。

（3）手术操作

①术前准备：完善术前各项检查，通过影像学检查了解手术节段椎板间隙的宽度、黄韧带的厚薄，以及侧隐窝的狭窄程度对工作管道置入的影响。消毒准备经皮内镜手术器械、内镜系统，手术室配备可折叠可调脊柱手术台、内镜配套光源主机、数字摄影录像系统。

②麻醉与体位：在经皮内镜椎板间入路腰椎间盘切除术中，操作管道对神经根及硬膜囊有一定的刺激，全麻气管插管下进行手术可解除患者手术过程中的痛苦，有利于肌肉松弛，便于调整体位时椎板间隙张开，同时全麻还便于术中控制性降压。采用俯卧位下进行手术，将患者置于俯卧垫上使腹部悬空。调整手术床，尽量减小患者腰前弓，以使椎板间隙张开，利于工作管道进入。

③手术步骤：为了方便描述，手术步骤以经皮内镜椎板间入路 $L_5～S_1$ 椎间盘髓核摘除术为例进行叙述。

体表定位手术节段棘突，于相应节段后正中线旁开约 2.5 cm 插入定位针，定位针深达关节突表面即可。C 型臂 X 射线机侧位透视确定手术节段。于定位手术节段棘突旁开 5 mm 作一长约 7 mm 的纵行切口，切开深筋膜。置入铅笔头状的扩张管至黄韧带浅面，紧靠棘突根部。沿扩张管旋入工作管道，再次 C 型臂 X 射线机透视侧位，以确定其位置。取出扩张管，放入内镜。镜下以髓核钳清理黄韧带表面的纤维脂肪组织后，采用劈开黄韧带或者剪开黄韧带的方法突破黄韧带，直至显露至 S_1 神经根外侧。因腋下型与非腋下型腰椎间盘突出症在手术中工作管道进入椎管的方式不同，故分开阐述如下。

腋下型腰椎间盘突出症的处理：将工作管道尖部顺黄韧带开口旋入椎管、神经根表面。用神经剥离子从神经根腋下游离、松解神经根周围的纤维条索，探查纤维环破口，调整水压冲洗、松解突出或脱出的髓核组织，并用髓核钳将其取出，取出部分髓核使神经根松解后将工作管道旋转进入 S_1 神经根腋下，注意管道进入时应远离神经根袖，调整管道开口保护神经根、硬膜囊，用髓核钳从纤维环破口进入椎间盘内取出松散的髓核组织，双频射频电极消融絮状髓核并烧灼成形纤维环。再旋转倾斜工作管道至 S_1 神经根肩部，寻找残余的髓核组织。从肩上摘除残余的髓核组织后，可以轻柔地旋转，向内倾斜工作管道，将松弛的 S_1 神经根推向内侧，与 S_1 神经根腋下"会师"，探查摘除 S_1 神经根腋下可能残余的髓核组织。减压结束前，再次紧贴 S_1 神经根表面旋转管道，通过观察 S_1 神经根走行区域是否有残余的髓核组织及 S_1 神经根活动度，来判断减压是否彻底，直至硬膜囊及神经根充分减压。

非腋下型腰椎间盘突出症的处理：将工作管道尖部旋转进入黄韧带、神经根表面，用神经剥离子从神经根肩上游离，松解神经根周围的纤维条索，探查纤维环破口，调整水压冲洗、松解突出或脱出的髓核组织，并用髓核钳将其取出，取出部分髓核使神经根松解后，将工作管道紧贴 L_5 下关节突内侧缘旋入椎管，调整管道开口方向保护神经根，用髓核钳从纤维环破口进入椎间盘内取出松散的髓核组织，双频射频电极消融纤维环破口内絮状髓核并烧灼成形纤维环。通过管道活动探查神经根走行区域，确认硬膜囊及神经根充分减压。

用双频射频电极彻底止血，缓慢退出内镜，经工作管道向神经根周围注入 40 mg 甲泼尼龙，拔出工作管道。1%罗哌卡因用于切口局部浸润镇痛，可吸收线皮内缝合切口。

（4）术后处理

患者麻醉清醒后即可少量饮水，饮水后观察半小时无不适即可进食。患者 2 h 后在腰围保护下逐渐起床活动。术后根据患者腰腿痛缓解情况酌情口服非甾体抗炎药 1～3 d。手术后当天或第 2 d 即可出院。出院后 1 个月门诊随访，根据情况去除腰围，指导患者进行腰背肌功能锻炼。

（二）腰神经根管狭窄症

1. 病理改变与临床症状

腰神经根管狭窄症在临床上根据解剖分型分为中央椎管狭窄和神经根管狭窄，而神经根管狭窄又分为侧隐窝狭窄和神经孔狭窄。当上述狭窄造成神经组织不同程度压迫，并导致相应临床症状时，被称为中央椎管狭窄症或神经根管狭窄症。

（1）中央椎管狭窄

中央椎管指椎管中央部分，对应硬膜囊存在的区域，内有硬膜囊及马尾神经。由于成人脊髓末端只达第 1 腰椎下缘或第 2 腰椎上缘，故在 L_3 水平以下，硬膜囊内只有马尾神经而无脊髓，当腰椎退变致中央型椎间盘突出、双侧小关节突增生肥厚伴内聚，或黄韧带增生肥厚时可导致中央椎管狭窄，并表现为典型神经源性间歇性跛行。

（2）盘黄间隙狭窄

中央椎管以外的两侧部分为外侧椎管，其中平对椎间盘的部分称盘黄间隙，平对椎体的部分称为侧隐窝。也有学者将两者统称为侧隐窝，将盘黄间隙视为其上部（A 区），平对椎体处视为其下部（B 区）。盘黄间隙的前壁为椎间盘，后壁为上关节突和关节突前部的黄韧带，向外通向椎间孔，向下通向侧隐窝，盘黄间隙内主要为硬膜囊外侧部及其内的马尾神经。由于 L_5、S_1 神经根的硬膜囊外段在较高的平面就已形成，其上端可分别出现在 $L_{4/5}$、L_5/S_1 盘黄间隙内。盘黄间隙可因椎间盘突出、黄韧带增厚或上关节突骨质增生内聚而缩窄，这时受压的是下一位甚至下两位的马尾神经，即神经根硬膜囊内段，只有在 $L_{4/5}$、L_5/S_1 盘黄间隙才可能同时压迫下位神经根硬膜囊外段。由于同序数的出行神经根并未进入盘黄间隙即出椎间孔，故不受影响。因此，盘黄间隙狭窄主要导致下位行走神经根受压，可出现典型放射性下肢神经根性疼痛和麻木。临床上以 $L_{4/5}$、L_5/S_1 盘黄间隙狭窄最为常见。

（3）侧隐窝狭窄

侧隐窝上连盘黄间隙，下外侧通向椎间孔，前壁为椎体后部，后壁为椎板，外侧壁为椎弓根，内侧壁为硬膜囊，实际上是神经根硬膜囊外段所行经的一段半封闭性骨性通道。侧隐窝的有无与深浅，与椎骨的解剖学形态相关。L_1 椎孔为椭圆形，基本上无侧隐窝；L_2、L_3 椎孔以三角形为主，侧隐窝并不明显；L_4、L_5

以三叶草形为主，侧隐窝最为明显。中国人侧隐窝的矢状径多在 5 ～ 7 mm，一般认为侧隐窝矢状径小于 3 mm 即为狭窄，是神经根受压的重要原因。由于盘黄间隙与侧隐窝不存在截然的分界线，且侧隐窝后壁的上份也有黄韧带覆盖，故临床上把两者的狭窄统称为侧隐窝狭窄。临床上绝大多数腰椎椎管狭窄为侧隐窝狭窄，而绝大多数侧隐窝狭窄，常常合并或继发于椎间盘突出和黄韧带增生肥厚，常导致经过侧隐窝的下行神经根受压，导致患侧下肢神经根性疼痛和麻木。

（4）椎间孔狭窄

相邻两椎弓根之间形成椎间孔，其前壁为上位椎体的下后部，椎间盘侧后部；后壁为上、下关节突形成的关节突关节和黄韧带，上、下壁各为椎弓根切迹。椎间孔内有上位序数的出行神经根及其伴行的根血管等出入，如 L_5/S_1 椎间孔穿出的是 L_5 神经根。椎间孔内有横行的椎间孔韧带将孔分为上下两部分或三部分，神经、血管各行一部。通常出行神经根走行在上部分，血管和脂肪走行在下部分，若椎间孔内或孔外椎间盘突出、椎间孔韧带增生肥厚与椎间孔骨性增生狭窄，以及椎间盘退变狭窄伴上下关节突错位增生，均可导致椎间孔内区或孔外区狭窄，并卡压经孔出行的同序神经根和神经节，患侧出现剧烈的下肢神经根性疼痛、麻木或痛觉过敏表现。

2. 手术操作

目前对于骨性中央椎管狭窄，如退变性小关节突和椎板增生肥厚，或多节段中央椎管狭窄，经皮椎间孔镜经腰椎侧后方入路（PELD）行中央椎管扩大成形术尚不成熟，仅对因巨大中央型腰椎间盘突出所致的中央椎管狭窄症，可采用经皮椎间孔镜经腰椎侧后方入路行直接腰椎间盘摘除减压术。而对于单纯的侧隐窝狭窄和椎间孔狭窄，经皮椎间孔镜经腰椎侧后方入路是最佳的手术适应证。不但能直接减压，行椎间孔的扩大成形，而且不破坏重要的骨关节结构，不会造成手术后的腰椎不稳。

手术操作要点如下。

（1）患者的术前准备

手术体位、麻醉方法和手术体表定位均同经皮内镜椎板间入路椎间盘切除术。

（2）椎间孔扩大成形术

针对椎间孔狭窄，椎间孔扩大成形术穿刺的靶点为下位椎的上关节突尖部，沿着上关节突尖部与下位椎体后上缘连线作为扩大椎间孔的基本方向，根据椎间孔狭窄的程度和需要减压的范围适当调整穿刺的角度和方向，采用不同直径的手动磨钻，在不同直径引导棒的导引和手术 C 型臂 X 射线机引导下，逐级磨除下位椎的部分上关节突骨质，特别是上关节突的尖部骨质结构，以扩大狭窄的椎间孔。根据术前影像判断上关节突需要切除的范围，如果手动磨钻切除范围尚不够，术中在内镜的可视化下，直接使用手术动力磨钻沿黄韧带表面磨除上关节突的腹侧增生部分，向尾端打磨到椎弓根上缘。

（3）黄韧带成形术

黄韧带的增生肥厚是腰椎管狭窄的重要原因，经磨削部分上关节突后可见椎间孔内黄韧带组织，扩孔的大小决定了椎间孔内黄韧带显露的多少，镜下用髓核钳或黄韧带咬钳切除位于侧隐窝区的部分黄韧带，以便显露黄韧带内侧的行走神经根。术中黄韧带切除的多少，应根据其增生肥厚的部位和程度来确定，残存的黄韧带应采用双极射频行黄韧带成形术椎间孔头端即所谓的盘黄间隙部分，其黄韧带可向外侧延伸覆盖在出口根背侧，该部分增厚的黄韧带可压迫出行神经根，也应一并切除，直接显露出口根。

（4）侧隐窝扩大成形术

侧隐窝在椎弓根部分，也就是局部解剖中说的骨性部分一般没有增生，退变多发生在小关节部分，因此上关节突的部分切除和椎间孔的扩大成形，实际上也是侧隐窝的扩大成形。可采用 C 型臂 X 射线机或 O 型臂导航系统术中 3D 引导下的直接磨除，也可采用内镜直视下动力磨钻或侧激光直接行侧隐窝扩大成形术，除切除部分增生肥厚的骨性结构外，镜下用髓核钳或黄韧带咬钳切除位于侧隐窝区的部分黄韧带也是侧隐窝扩大成形术的重要组成部分。侧隐窝处在背侧有上关节突的增生影响外，在腹侧也会造成狭窄，因此有侧隐窝狭窄的患者对侧隐窝扩大不能只处理背侧，腹侧结构一样重要。

四、围手术期处理

（一）术前准备

术前对于患者疼痛的管理应尽早开始，这有利于取得良好的手术效果。一般建议确诊后即根据患者的疼痛评分给予口服相应的镇痛药物，同时根据情况给予适当的镇静药物。近年来，随着对疼痛研究的进一步深入，神经病理性疼痛逐渐受到各学科的重视。所谓神经病理性疼痛，是指因长期疼痛刺激，使外周及中枢对痛觉敏化。异常传入冲动影响中枢，导致感觉异常、感觉迟钝和疼痛。其机制可能是神经膜上钠离子通道密度增加和分布改变，进而引起轴突电生理特性重塑，使得感觉神经自主放电和异位放电增加。非甾体抗炎药（如塞来昔布）可有效减轻因神经根受刺激产生的疼痛，同时可抑制局部致痛炎性因子的产生。部分患者腰椎间盘突出程度较重，由此产生的疼痛可使其睡眠受到影响，导致疼痛阈值降低并产生不良的情绪反应（如焦虑）。这反过来又会影响患者的睡眠，形成恶性循环。故针对症状较重的患者，可在睡前给予适宜的镇静药物。苯二氮䓬镇静催眠药（如阿普唑仑）不仅有良好的镇静、催眠作用，其体内代谢产物兼具抗焦虑及中枢性肌肉松弛作用，其与镇痛药物联合应用，可产生协同作用。除了应用药物外，术前对患者生活及康复的指导也十分重要，这对降低患者术后复发率有积极意义，一般包括指导患者翻身、起床及佩戴腰围。同时，还应向患者交代术后生活中的注意事项。术前准备还应包括常规的血压、血糖监测和调整以及手术部位皮肤评估。此外，多数患者受疼痛的影响，往往活动减少，有部分患者甚至卧床较长时间。故术前准备时，还需注意患者有深静脉血栓形成致肺栓塞的风险。因此，在笔者的工作单位，常规予患者行双下肢静脉彩超筛查。同时，鼓励患者下地活动，尽量减少卧床，以预防和减少深静脉血栓形成。一旦发现深静脉血栓形成，围手术期应进行相关的治疗。

（二）术后护理与康复

术后患者平卧 4 ～ 6 h 即可逐步下床活动并恢复日常基本生活。术后佩戴硬性腰围保护 3 ～ 4 周。术后 3 个月内避免负重和极限腰椎前屈、后伸、侧弯和选择活动。

（三）并发症防治

经皮椎间孔镜技术治疗椎间盘突出症手术并发症发生概率小，文献报道总体并发症率在 1 % ～ 3.5 %。相关并发症报道主要如下。

1. 神经根损伤和背根神经节损伤

一过性神经根轻微损伤是经皮椎间孔镜的常见并发症，表现为术后神经皮节分布区麻木、疼痛和神经支配肌力下降，但多在短期内迅速恢复，早期有报道其发生率甚至高达 25 %，但持续性疼痛和永久性神经损伤罕见。术前应根据患者神经根位置和分布选择合适的入路，应当注意过于水平的远外侧穿刺可能损伤解剖位置偏后而紧贴上关节突的出行神经根。手术应严格在安全三角区内进行，同时通过患者的疼痛反馈和内镜直视监测下手术，避免在明显根性症状存在情况下强行进行盲视操作。

2. 残留和减压不彻底

应当强调靶向穿刺和通道置入技术，尽量将通道入椎间盘突出的减压部位。综合使用多种器械和设备如各种髓核钳、镜下环锯、镜下磨钻系统、射频电极等手段有效完成直视下神经减压、探查。术毕应检查神经松弛度并确认影像髓核突出压迫的区域已经包括在减压范围以内。

3. 伤口感染和椎间盘炎

经皮椎间孔镜技术采用盐水灌注系统下完成手术，文献报道该并发症发生概率低于传统后路手术。严格的消毒技术、预防性静脉应用抗生素等措施可以避免感染的发生。

4. 皮下或深部血肿

偶有腰大肌血肿和皮下血肿发生。术前 1 周内避免使用抗凝药物、术前常规检验患者凝血功能，手术结束时对手术部位及切口加压至少 5 min，然后使用冰袋压迫等措施可以减少皮下和深部血肿的发生。术后应卧床 4 ～ 6 h，避免过早活动。

5. 重要血管损伤、肠道等重要脏器损伤

发生概率相对罕见，一项多中心超过 26 860 例手术的研究中没有出现肠道等脏器损伤。术中注意透视下正侧位双平面监视下手术，始终保持穿刺针及工作套管在椎间隙及安全三角工作区就可以避免损伤主动脉、下腔静脉及股动静脉等大血管损伤，以及腹腔脏器损伤等的发生。

6. 脑脊液漏或硬膜损伤

一项大规模多中心研究显示脑脊液漏及硬膜损伤的发生率较低。椎间孔扩大成型环锯避免过度深入，术中应熟悉镜下解剖，避免在视野不清晰时盲目操作。硬膜损伤一般不需要特殊处理，因为切口长而狭小，易于封闭硬膜撕裂口避免脑脊液漏。

第五章
骶椎损伤

第一节 骶椎的损伤概述

一、一般概念

（一）流行病学

骶骨骨折在儿童中的发生率明显低于成人，通常移位较少，更适于保守治疗。它们主要与骨盆骨折并发。骨盆骨折在受高能量损伤儿童中的发生率约为3％，而骶骨骨折在所有儿童外伤患者中的发生率约为0.16％。骨盆骨折的致死率为1.4％～14％，多数与合并伤有关。虽然一些研究表明儿童骶骨骨折倾向发生于年长的青少年，其他一些文献却表明骶骨骨折在宽泛年龄段内的发生率无太大差别。尽管只有5％儿童骶骨骨折合并骨盆骨折（相对于成人约半数合并骨盆骨折），但60％合并骨盆骨折的儿童出现神经功能不全。

与成人非常相似，儿童骶骨骨折主要涉及骶骨翼或神经孔区，因为这些区域在骶骨中最为脆弱。儿童骶骨骨折最多分布于Denis1区，据报道占75％，剩下的25％较平均地分布于Denis2区和3区。导致脊柱骨盆分离的骶骨骨折（例如3区U形骨折和其他变化类型）在儿童和成人总是很少发生。但是，虽然在繁多的创伤中心报道的系列病例中，有相当数量的成人罹患这种损伤，但在儿童中仅有少量个案报道。

当骶骨骨折确实发生在儿童身上时，往往无移位或轻微移位。骶骨的青枝骨折也见于儿童中。因此，大多数儿童骶骨骨折可以采取保守治疗。然而，不稳定的骶骨骨折在儿童也有发生，其治疗原则与成人相同。骶骨骨折的治疗主要取决于骨盆环的稳定性。超过 90 % 的儿童骨盆骨折，特别是在三叉生长板未闭、有巨大重塑能力时，不需要外科治疗。

与成人相比，儿童骶骨骨折的迟诊和漏诊是相当突出的问题。儿童患者遭受高能量损伤后在腰臀部出现瘀斑、骶部压痛、骨盆失稳、根性神经痛和（或）肠道 / 膀胱功能失常等症时，应行骨盆 CT。成人也与此类似，越来越常规地应用骨盆 CT 检查创伤可能减少骶骨骨折的漏诊。

骶骨骨折更常见于成人。该类骨折在所有成人外伤中的发生率约为 5 %，在骨盆骨折病例中的发生率约占一半。撞车时，罹患骨盆骨折的成人为儿童的 2 倍；从 4.6 m 或更高处坠落时，罹患骨盆骨折的患者是儿童的 15 倍。此外，成人由于骨质疏松等基础代谢性骨病，可能因低能创伤发生骶骨骨折；但儿童骶骨骨折无一例外地由高能创伤所致，如机动车碰撞、摩托车对行人的创伤、7.6 m 或更高处坠落等。

（二）解剖要点

除了桥接髂骨翼外，骶骨还通过骶髂关节将下肢和脊柱相连。骶髂关节水平的骶骨截面呈三角形，作为"拱顶石"支撑骨盆后弓并借致密韧带与髂骨翼相连。髂翼假骶髂关节与该基底相连并构成外侧。上位两节骶椎构成了骶髂关节的关节面。低位骶椎和尾椎虽不与髂骨形成关节，但提供骶结节韧带和竖脊韧带附着点，为骨盆提供稳定性。除了在后骨盆环的稳定中起着关键作用外，骶骨及其周围韧带组成腰椎完整结构的一部分，并为支配下肢和骨盆的主要神经血管结构提供保护通路。

（三）治疗

大部分骶骨骨折为相对稳定的无移位或轻度移位的损伤，仅需 1 ～ 3 个月的限制负重。对儿童患者更是如此。仅在发生不可接受的移位和影响骨盆环或腰骶的稳定性时才考虑手术治疗。骶骨骨折合并后方骨盆不稳定的手术模式已很好确立，主要采用骶髂钉固定，切开或闭合复位。对于复杂、多平面、带垂直和横向折线的骶骨骨折（例如骶骨骨盆分离），治疗阶梯还未建立。特定损伤类型的丰富多样性，以及这些损伤相当低的发生率阻碍了确立通用的治疗模式。然而，脊柱骨盆稳定的新技术昭示，它们具有重建被这些损伤破坏的、腰椎和骨盆间解剖关系的能力。

二、病理机制

骶骨骨折可以是垂直型、横形或带纵横成分的复杂型（所谓 U 形或 H 形骨折）。垂直型骨折主要影响后部骨盆稳定性，通常不影响脊柱骨盆关系。但如涉及腰骶关节，即使是垂直型骶骨骨折，也会导致腰骶失稳。在横形骨折中，必须明确孤立的横形骶骨骨折与横形骨折间的重大差异：前者通常位于骶髂关节尾侧，并不影响骨盆环和脊柱骨盆连接的稳定性；而后者位于骶髂关节间。合并垂直型骶骨骨折，可能会影响骨盆环和脊柱骨盆连接的稳定性。

垂直型骶骨骨折由冲压骶椎松质骨的侧方压缩造成，或由骨盆“开书”损伤的张力性失效造成，或由来自下肢经由骶髂关节传导的剪切力造成。这种剪切力源于以相向施加在腰骶椎和下肢的暴力。高能量的骨折，特别是高处坠落伤，可能造成两侧垂直型骨折，并联一条或多条横向骨折线，导致所谓的骶骨 U 形或 H 形骨折。就单纯垂直型骶骨骨折而言，骶骨 U 形骨折及其变体的生物力学机制涉及剪力载荷，它源于躯干重量通过腰骶椎向下传导，并被下肢所受地面的反作用力抵抗，后者的方向跟重力方向相反，传导时跬过髋臼和骶髂关节。如前所述，这些复杂骶骨骨折的横形成分通常位于上骶椎、骶髂关节之间，因而影响脊柱骨盆稳定性。脊柱骨盆分离损伤形成了两个基本骨折块：一块由脊柱和中央骶骨块构成，另一块由骨盆和周围骶骨块构成。致畸剪切力借助这类损伤促进骶骨骨折的“缩短”，而实际上是腰椎向前尾侧移位，与之相连的上位中央骶骨块进入骨盆。在真 U 形骶骨骨折中，垂直骨折线局限于上位中央骶骨内，而周围骶骨则无损，此类患者的后方骨盆稳定性未受破坏。如果垂直型骨折向尾侧延续，似伴骶骨 H 形骨折，后方骨盆不稳定可与脊柱骨盆不稳共存。

较骶髂关节脱位，这些剪切机制结果在骶骨骨折中更为常见，因为骶骨比较脆弱且剪力载荷下更易失效（较之结实的骶髂韧带复合物）。基于这个原因，垂直型骶骨骨折，无论是单侧、双侧或与横形骨折并发，最易波及骶骨翼和神经孔，因为它们代表着结构的脆弱区。骨盆损伤的生物力学研究还显示，骨折的位置似乎与骨盆遭受的冲击能量有关。低能载荷主要导致髋臼及髂骨骨折，包括新月体骨折。较高能量冲击导致 Denis 等分类中的全部三型骶骨骨折，骶骨 1 区和 2 区更容易受损。

孤立的横形骨折通常是直接暴力的后果，如坠落时臀部着地造成对尾侧骶骨的冲击。这种机制产生后凸屈曲运动，其支点恰好在骶髂关节下，因而常致 S_3 骨折。这些骨折在成人中不是特别常见，在儿童中则更为罕见。

与高能量损伤导致的骶骨骨折相比，骶骨不全骨折的原因通常难以确定，或是微不足道的事件，比如从站立位跌伤臀部或在坐下过程中。骶骨不全骨折发生于脆弱的骨质中，常见于绝经后骨质疏松的妇女，虽然也可以发生在有代谢性骨病的年轻患者中，甚至还有孕妇或产妇。其他骨质疏松的危险因素还有：长期使用类固醇激素，或有骨盆放疗治疗史等。常见线索是发生病理性骨折，而不是什么特殊原因。临床症状常常是含糊不清，常有定位模糊的下腰痛，并且在坐立或站立时加重。这些骨折通常呈垂直型，位于骶骨翼，邻近骶髂关节。不全骨折常累及骶骨翼的原因是，骶骨翼最易受代谢性疾病的影响，导致其发生严重的骨质疏松。不全骨折也可能存在横形骨折线，导致更为复杂的 U 形和 H 形骨折及其变体。

由于这类患者有骨质疏松骨折的易感性，很有可能在其他部位发生不全骨折，最常见于耻骨和胸腰椎。大部分患者无神经功能不全，还有马尾功能不全的报道，因此必须谨慎考虑神经状况。

机械因素也可导致骨质疏松患者发生骶骨不全骨折，它与应力从腰骶椎向骨盆传导有关。单侧骶骨不全骨折特征性地在腰椎侧凸的凹侧出现。尽管不常见但已有报道，如腰骶融合后发生骨盆应力集中，腰椎融合的尾侧也发生骶骨不全骨折。这种骨折意味着骶骨无法承受头侧巨大力臂所集中的应力。

考虑到骶骨不全骨折在各年龄组中的分布，这些骨折绝对不会发生在儿童中，除非患有严重代谢性骨病。骶骨不全骨折特别常见于骨质疏松的老年患者中。

与不全骨折不同，发生应力骨折的较脆弱骨质不是病理过程引起的，而是在高强度活动下反复发生的应力骨折超过正常骨修复能力的情况引起的。因此，这种骨折可以发生在年轻患者，特别是需要高强度活动的人群中，如耐力运动员和新兵等。虽然儿童的发病率远不如成人，但儿童和青少年的应力性骨折也有几例报道。骶骨应力骨折似乎更多地累及骶骨翼。与不全骨折患者一样，这些患者可出现模糊、非特异性下腰痛。治疗通常为调整运动量。

在某些情况下，低能骶骨骨折与反复应力和骨质不良都有关。例如，闭经的年轻女性运动员出现骶骨骨折可能是过度活动和骨质疏松的共同结果。

三、分类

1998 年，根据对 236 例骶骨骨折的分析，德尼（Denis）等人制定了一个简单的解剖学分类，将骨折位置与神经损伤的发生率结合在一起。该分类将骶骨分为 3 个区。1 区（翼区）骨折的所有折线均位于神经孔的外侧；2 区（神经孔区）位于骶骨翼和体的过渡区，累及 1 个或多个神经孔，但仍位于椎管的外侧；3 区（中央区）骨折累及椎管。骨折越靠近中央，神经损伤的发生率越高。相应地，1 区骨折的神经损伤据报道达到 5.9 %，主要损伤 L_5 神经根，因为 L_5 神经根正好行经骶骨翼上。2 区骨折神经损伤的发生率为 28.4 %，主要累及单侧腰骶神经根，或因神经孔移位碰撞刺激神经根，或因创伤性极外侧综合征：L_5 神经根卡压在 L_5 横突和移位的骶骨翼之间。3 区骨折神经损伤的发生率高达 56.7 %，因为直接损伤椎管区。因为累及椎管的骨折可能损伤双侧骶神经根，3 区骨折合并神经功能不全的患者中有 76.1 %出现肠道、膀胱和性功能障碍。

由于 Denis 3 区骨折合并神经损伤和脊柱不稳的可能性很高，许多研究人员对其进行专门研究。早期病例报告常常把带横向组分的上骶椎骨折描绘成单纯的横形骨折，可能是由于当时影像技术的限制。然而，CT 成像证明上骶椎的横行骨折是更复杂的骨折模式。这些损伤的大多数被归类到伴有纵向或垂直损伤组分的骶骨横行骨折内，通常以双侧经神经孔骨折并头侧延伸到腰骶交界的形式出现，即所谓的 U 型骨折。骨折线扩张形式多样，包括 H、Y、λ 等。

垂直骨折线是否向尾端延伸到骶髂关节，以及是否穿出骶椎尾端是判断后方骨盆环稳定的重要指标。

根据横向骨折组分的成角和移位，可以进一步细分多维的 3 区骨折。1985 年 Roy-Camille 等报道 13 例横形骶骨骨折患者，其中 11 例是企图跳楼自杀者。他们将骨折分为：1 型，上骶椎的屈曲畸形，无移位；2 型，屈曲畸形，上骶椎沿下骶椎向后滑脱；3 型，上骶椎前滑脱，或无成角或后伸畸形。根据尸体研究，他们推断 1 型和 2 型骨折，受伤时腰椎处于屈曲位；3 型骨折，受伤时腰椎和髋关节处于后伸位。Strange-Vognsen 和 Lebech 随后报道了第 4 型损伤，是上骨椎被施加了轴向压力导致骶 1 椎体粉碎性骨折。所有这些损伤都是由施加在腰骨 1 型 2 型连接的间接力量所致。

即使没有横向骨折线，骶骨骨折也可以导致脊柱不稳。通过神经孔的骶骨 2 区纵向骨折，由于 $L_5 \sim S_1$ 关节突关节被破坏，可致 $L_5 \sim S_1$ 运动节段不稳定。骨折线位于 S_1 关节外侧的损伤，不会伴发腰骶关节不稳，因为 $L_5 \sim S_1$ 关节保持与骶骨骨折的稳定组分的相连。然而，骨折延伸进入 $S_1$1 关节突或位于其内侧，破坏相邻的关节突关节，有可能使腰骶交界区失去稳定。关节突关节的完全脱位可引起关节突绞锁，使得单纯应用闭合方法很难完成骶骨骨折的复位。关节突破坏还可导致创伤后关节病变和后期腰骶部疼痛。

吉本斯（Gibbons）等对 Denis 分类和神经损伤形式的相关性进行了研究，并对骶骨骨折造成的神经损伤的严重程度进行了分类。神经损伤分为：

（1）无损伤。

（2）仅有下肢感觉异常。

（3）下肢运动丧失，伴或不伴感觉异常，肠管和膀胱无损。

（4）肠管和（或）膀胱功能障碍。他们还指出，S_4 水平以下的横形骶骨骨折很少出现严重的神经损伤。

四、不稳定性和临床治疗

垂直方向的骶骨骨折导致无法接受的骨盆环不稳或力线不良，无论发生在成人或儿童中，都要求早期复位内固定。比起早期治疗，矫正愈合不良或不愈合导致的晚期畸形更加复杂，病损率也较高。儿童还可能存在骨折相关的发育畸形和长短脚等问题，令临床表现更加复杂。因此，早期恢复骨盆的解剖位置可能对长期预后最有利。

虽然并不常见，骶骨 U 型或 H 型骨折－脱位导致伴有神经损伤的脊柱骨盆分离，几乎只发生在多发创伤的成年患者身上，只有少数病例发生在儿童身上。这种高能损伤在传统上默认为非手术治疗，这是因为当时缺乏有效的外科手术方法，用于复位和平衡这些复杂的脊柱骨盆不稳定形式。然而，如果不治疗，无论是有意为之还是由于常见的漏诊，痛性畸形或进行性神经功能障碍都可能出现。对于垂直型骶骨骨折的治疗，晚期矫正手术更为复杂，通常临床效果也较差。因此，应早期恢复力线和固定不稳定的脊柱骨盆交界，目前认为可以为多发创伤患者提供最佳的可能环境，供其安全、早期活动，同时防止软组织或神经组织进行性损伤和迟发性骨折移位。

伴有脊柱骨盆不稳定的骶骨骨折，神经功能的恢复可达到 80 ％。多个研究显示，手术治疗有较好的神经恢复，尤其是患者有肠道和膀胱功能障碍时。然而，这些研究存在的明显不足缩小了结论的适用范围。手术干预对神经根的影响很难判断，Huittinen 对 42 例后方骨盆环破坏的尸体解剖，调查腰骶神经根损伤的发病率和解剖学基础，因而为这些严重损伤提供新的认识，为可能开展的治疗提供灵感。他指出牵张损伤占 53 ％，神经根断裂占所有神经损伤的 38 ％。压缩损伤，最多应用手术干预，仅占神经损伤的 20 ％。该研究认为外科干预对骶骨骨折后神经功能的恢复效果有限。然而，由于骶神经根的支配非常冗余，某些重要功能只需要单侧的骶神经根支配，因此受损神经根相对较少的功能改善可转化成巨大的功能恢复。此外，除了通过骶骨骨折复位和固定实现神经减压外，手术还可能通过牵开作用促进受损神经根的恢复。这些细节可以解释为何先前的解剖学研究认为神经恢复的可能性小，而实际上 80 ％以上患者的骶骨神经根功能可以恢复。

急性腰椎间盘突出所引起的马尾综合征通常需要在 24 ～ 48 h 内行紧急减压手术。与此不同，骶骨神经根减压的手术时机仍未明确。由于损伤机制和患者人群的高度不同，腰椎间盘突出导致马尾综合征的手术治疗时机不适用于骶骨骨折。然而，受压神经结构的早期减压对于神经功能的恢复有潜在的好处。在有生理损害的骶骨骨折患者中，这些好处必须与血流动力学不稳定、大量失血、伤口感染等增高的风险相权衡。紧急手术治疗的指征包括神经功能状况恶化、骨折移位损害背部软组织和开放性骨折等。显然，绝大多数患者可以在 48 h 到 2 周的时间窗口内有效地进行外科治疗。但是，椎管占位和伴有神经损伤的患者如果延迟治疗，可能对神经功能的恢复产生负面影响。

第二节　骶骨损伤的手术技巧

经常被漏诊漏治的骶骨骨折常伴有神经症状、下肢功能不全、泌尿、直肠和性功能障碍。在明显的骨盆损伤愈合后，神经问题通常成为主要的慢性后遗症。下腰椎和骶椎损伤的治疗需要考虑很多附加因素，超出胸椎或胸腰段损伤的相关涉及范围。这些问题与骶骨和腰椎后方结构的解剖复杂性、腰骶交界的前凸和活动改善等有关。

腰椎和上位骶椎的损伤会影响正常的脊柱前凸，所以恢复前凸对于脊柱的整体力学和矢状面的力线至关重要。如果在选择性融合或骨折后未能维持或恢复下腰椎的正常矢状力线，那么之后就可能出现退行性变化和症状加重。特别是腰骶交界既须抵抗多种较强的应力，还须允许很大范围的活动。

骶骨与骨盆紧密相连，是重要的稳定结构。相对不动的骶髂关节、骶骨和骨盆间强大的腹侧与背侧韧带连接，提供了这种稳定性。骶骨在腰骶连接处与水平面呈 40°倾斜。因此，轴向的负荷导致旋转的应力。这些旋转应力被附着于 S_4 神经孔对侧的骶结节韧带和竖脊韧带所对抗。骶骨构成了骨盆后弓的一部分，据报道，90 %骶骨骨折发生在交界处并合并骨盆骨折。切除 $S_1 \sim S_2$ 交界远侧的骶骨将使骨盆环减弱 30 %；而如果切除平面到达 S_1 水平将削弱骨盆环的 50 %，因为切除了一半的骶髂关节，故任何有关骶骨稳定性的讨论必定涉及骨盆的稳定性。

一、下腰椎和骶骨损伤的治疗

（一）治疗目的

下腰椎和骶骨损伤治疗的主要目的是解剖复位损伤导致的畸形、坚强固定、神经减压（如果有指征）、保持矢状力线、保留运动节段和防止可能的并发症。损伤的时间也必须被考虑，因为不同治疗方法的有效性随着时间会发生变化。

对于大部分骶骨骨折，治疗决策依据分类方案中的三个因素确定：

第一，了解骶骨损伤是孤立性的还是伴有骨盆损伤，这很重要。

第二，必须确定骨折线是垂直还是横形。

第三，如果是斜形骨折，确定它是否损伤 $L_5 \sim S_1$ 关节，这也很重要。

治疗骶骨骨折的三个原则如下：

第一，重建骨盆环和腰骶关节的稳定性。

第二，矫正和防止骨盆环 – 骶骨和腰骶关节的成角（后凸）和滑移（剪切）畸形。

第三，防止进一步的神经损伤和通过正确的减压和固定治疗已经出现的神经损伤。

（二）治疗方案

治疗目的是稳定骨盆环、解除疼痛和保留神经功能。

1. 保守治疗

对于神经功能无损、轻微移位或成角的骨折（如稳定的 1 区和 2 区骨折），可采取保守治疗。治疗包括短时间的卧床休息，然后在石膏和支具保护下逐渐恢复活动，其后尽可能恢复行走。在治疗期内，应监测神经功能，定期影像学评估骨折。因为骶骨的血运丰富，故该处骨折 3 个月可以完全愈合。

2. 外固定架

不稳定的骨盆骨折最好立即用外固定架治疗。如果存在垂直移位，可采用骨牵引。

3. 外科治疗

垂直骨折，特别是 1 区和 2 区的骨折（合并或不合并骨盆骨折），通过髂骨和骶骨后方的水平加压应该足够。

虽然可以使用骶骨棒，但加压点位于骨折线的后方，有可能张开骶骨前方，除非前方有固定。而且，就通过骶孔的 2 型骨折而言，也并不需要加压。

骶骨棒技术依靠加压固定，故可能加压骶孔区的粉碎折块。直接的螺钉固定只能产生很小的加压作用，甚至根本没有作用。最近的生物力学研究对经骶孔骨折固定评估，显示 1 或 2 根骶髂螺钉联合后方张力带技术，与后方经髂骨棒装置并无明显差别。骶骨棒已和一种新的板状装置对比，评估它们在固定这些骨折中的效能。

（三）骶骨骨折的手术指征

1. 不稳

（1）屈曲或屈曲－牵张损伤导致的严重的后方韧带复合体断裂。

（2）大体韧带性不稳，例如双侧关节突脱位伴后方韧带复合体和椎间盘的完全断裂，它将导致矢状力线的不断丢失。

（3）剪切创伤伴周围性断裂。

（4）爆裂骨折伴明显的椎管侵犯、椎体前后部的破坏、椎板骨折。

（5）垂直性骶骨骨折伴其他骨盆环骨折。

（6）骶骨近端横形骨折伴平移失稳。

2. 神经损伤

（1）直接神经压迫：较大的椎管侵犯（50%）伴严重的神经损伤（马尾综合征）、局部神经根压迫导致的损伤、棘突矢状面骨折、神经功能不全、硬膜撕裂伴神经根逸出。

（2）在小部分患者中发生的高位横形骶骨骨折伴后凸和神经功能不全。

（3）其他伴随骶骨骨折的神经损伤不大可能通过手术干预起作用；其中很大部分为神经根撕脱伤，其余为功能性麻痹，这些患者通常通过保守治疗起作用。

3. 轴向或矢状脊柱力线破坏

二、腰骶交界和骶椎入路

前侧入路经由腹膜或腹膜后入路显露腰骶关节和骶骨的前方。后侧入路用于显露腰骶关节和骶骨的后方。对两种入路，都必须了解此区域的骨、神经和血管解剖。此外，只有理解疾病的本质和腰骶骨盆区的生物力学及脊柱骨盆固定技术，外科医生才能正确地选择治疗腰骶和骶骨疾患的方法。

腰骶髂骨的稳定性依靠髂骨和骶骨后部骨质和韧带。如果 50% 以上的骶髂关节无损，则骶髂的稳定性不会受到大的影响。

腰骶交界和骶骨手术入路的选择由其主要的病理状态决定。涉及椎体的病变可以直接通过腹腔，或采用前方或前外侧入路从侧腹进入。然而，髂内血管和髂前静脉丛的损伤可伴有明显的出血，并且是骶骨前侧入路的禁忌。后方结构可以直接通过后正中切口到达。棘突、椎板和关节突可以由此入路直接到达，但是有些困难，横突和椎弓根也可以通过该入路显露。后外侧入路提供了直接到达横突和椎弓根及有限显露椎体的方法。

腰骶椎的前外侧入路通过长而斜的侧腹部切口，自耻骨联合和髂嵴的中点开始，提供直接到达所有下位腰椎和上位骶椎的方法，借此入路可以完成连续多节段的广泛切除和植骨。切口沿髂嵴斜向外侧延伸直至侧腹部中部。左旁正中纵切口在经腹膜腔或腹膜后手术中也可以采用。经腹膜腔入路理论上的优点是腹部脏器的牵开较腹膜后入路更容易。然而，沿此线从前方分离时，腹腔脏器和腹下神经丛更容易损伤。

后方入路采用后正中切口，是显露腰骶交界和骶骨最常用的入路。后正中入路是最实用和最常用的入路。后正中入路通过后正中的纵向切口提供了对棘突、椎板和腰骶椎关节突关节的显露。骶骨的后面、骶髂关节、椎弓根，甚至下腰椎的横突可以通过侧方牵拉椎旁肌到达。此入路也为向侧方牵拉马尾神经显露腹侧的骶骨提供了足够的空间。更广泛的外侧显露通常用于显露髂翼和骶髂关节，可植入髂骨钉或棒以稳定粉碎的腰骶和骶髂骨折－脱位。附加一个髂骨翼水平的横形切口形成 T 形切口，可以帮助显露。偶尔，最尾段的正中切口被用于尾骨的切除。患者置于俯卧位，重要的是使腹部不受压，从而尽量减少出血。胸垫应在胸骨柄中央，髋部垫应刚好置于髂前上棘的远侧，从而防止股外侧皮神经过度受压。大腿前方上部应该充分置垫，以防止股神经受压和术后麻痹。

如果拟行腰骶融合和内固定手术，腰骶交界应置于伸展位。将枕头或软垫置于髋关节之下就可达到目的。在这个体位，骶骨是突出的并形成了平面的最高点。皮肤切口根据病理状况和手术计划的不同而改变。正中或旁正中切口、横切口、上弧形切口或下弧形切口均可采用。

维尔茨（Wiltse）等介绍了一种切口和牵开技术，此技术采用 1～2 条 5 cm 的旁正中、髂后上棘内侧切口，分离深至竖脊肌和第五腰椎横突。Wiltse 等应用此入路行腰骶融合术，利用同一切口可以很容易获得髂嵴背侧取骨。骶髂和骶结节韧带和臀大肌尽量靠近骶骨分离，因为在切口关闭前靠拢这些结构是有必要的，可以防止背腹术后切口并发症。

后侧旁正中骶骨入路被用于开放复位和内固定垂直型骶骨骨折，后者的骨折线经过低孔，或在骶孔外侧（分别位于 2 区和 1 区）。旁正中入路比正中切口好的点是直接显露这些骨折；然而，将其转变成腰椎的延伸入路并不容易。对骶骨垂直骨折，直接开放安放接骨板可以采用旁正中入路完成。尽管用这个入路开放复位移位的经骶孔骶骨骨折，对避免医源性神经血管损伤非常关键，但是骶髂钉的置入通常要应用经皮另一个独立的、穿过臀肌的外侧小切口。单独横切口也可以被用于显露骶骨，此切口在复位和固定骶骨横骨折时最有用。

后外侧切口通过纵向的脊旁切口，将竖脊肌牵向内侧，提供了横突和关节突的直接显露。此入路被用于极外侧椎间盘突出或横突间的后外侧融合中。通过此入路，横突很容易切除，椎弓根和椎体可以被有限暴露。Wiltse 等解释，应用该入路，较少的肌肉须牵向内侧，关节突更容易到达，术中出血可能明显减少。

三、骶骨骨折的手术技术

（一）骶髂螺钉固定

骶髂螺钉技术，既可在俯卧位也可在仰卧位下施行。确认复位和螺钉位置，既可用影像增强器也可用 CT 引导。

无论是俯卧位还是仰卧位，手术必须在可透 X 射线片的手术台上进行。影像增强器置于术者的对侧。初步校正机器角度，为了监控螺钉的置入，必须获得模拟入口位像（头倾 40°）和出口位（尾倾 40°）像。

通过体位复位和牵引达到解剖复位，透视可以确定复位效果。进钉点的位置对于获得足够的螺钉位置非常重要。当前有很多方法确定进钉点，但大多数基于两条线的交点：一条来自坐骨切迹，另一条来自后上髂嵴。最理想的情况是，螺钉垂直髂骨穿过骶髂关节，维持在骶骨翼内，从 S_1 孔的近侧、L_5S_1 椎间盘的远侧经过，进入 S_1 椎体内。对于 1 区骨折，螺钉应至少到中线；对于 2 区骨折，螺钉应穿越中线；对于斜形或者横形的 3 区骨折，螺钉应该穿越中线至对侧的髂骨翼内。最好使用 6.5 mm 的全螺纹松质骨螺钉，这样可以防止经过粉碎性骨折区后进一步加压，从而减少经骶孔骨折中神经根撞击刺激的机会。螺钉平均长度通常在 60 ～ 90 mm，但要到达对侧髂骨翼，螺钉长度可能需 130 mm。利用影像增强器上的标尺可以帮助判断所需螺钉的长度。应采用垫片以避免螺钉头陷入髂骨内。

（二）双侧骶骨板或螺钉固定

骶骨后面的双侧板或螺钉固定技术可用于伴或不伴腰骶连接损伤的、孤立性骶骨斜形或横形骨折患者。此技术也可以被用于不稳定的和有明显畸形或神经损伤的骨折患者。

患者被置于可透放射线的床上，取俯卧位，床的中间部分稍折曲。自正中切开，从 L_5 至 S_4 行广泛暴露。

在后方剥离骨折区过程中，需小心避免移动粉碎的骨折块，以防受损神经根的进一步损伤。在从 S_1 到 S_4 各节段，外侧剥离应超过背侧骶孔。如果骨折未累及 $L_5 \sim S_1$，则 $L_5 \sim S_1$ 关节突关节的关节囊应保留，但如果累及 $L_5 \sim S_1$ 的关节突关节的关节囊可去除。在显露骶骨后面之后，骨折线的后面即可确认。张力带板通常沿背侧骶孔安装，在其正上方。

骶骨椎板切除术可显露骶神经根、最大畸形和神经压迫的区域。减压范围向外扩张必须足够大，这样才能找到腹侧神经根袖的发出点和骶骨椎弓根的骨性痕迹。一旦畸形被发现且椎板切除的范围足以直视神经根，接下来应该将注意力转移到骨折复位上。此时几乎无须行神经根减压，因为后凸复位常常完成大部分的减压。但需要注意的是，要确认骨折最大成角处的神经根腹侧表面不会嵌压在骨折间隙内。

因为减压后骶神经根直视可见，所以 Cobb 剥离器可以安全地插入骨折间，撬拨骨折块，也可以用持骨钳平移折块复位骨折。在此过程中，影像增强器常能起到帮助作用。复杂多维骨折可以用同样的方法复位，可辅以术中骨牵以降低垂直剪力。

对于横向骨折为主的骨折，骨折线可以在 $S_2 \sim S_3$ 区域内发现，继续向外剥离可以完全显露骨折线。骨折线及其倾斜可以用一小刮匙确认，在此过程中要尽可能少地清除碎裂的松质骨。

然后将 Cobb 剥离器从两侧置于骨折内，这样骨折的后凸便能手动矫正。骨折撬拨的方向根据移位的方向决定。如果近侧折块位于远侧折块的后方，则将 Cobb 剥离器插在远侧折块上面，轻柔撬拨近侧折块，使后凸减少，近端折块前移。

如一支 Cobb 剥离器能维持复位，则开始安装内固定器械。若骨折线更斜，以 20°～ 45°角通过中央骶管，则可能需缩短骶骨。双皮质螺钉置入骶骨翼后，骨盆复位钳轻轻撑开螺钉使骨折线张开，用长度的恢复纠正成角的畸形。

如果位于骶管底部的大骨折块持续压迫硬膜囊，甚至在最初临时复位后依然不能改善的话，那么可以考虑在骶骨翼靠近骶管外侧缘处开洞，通过一条斜向外侧路径取出撞击骶骨的骨折块。有时可能需要在骨折水平双侧开洞，有时则仅单侧开洞。

不可将骨折块冲回原位。相反，骨折片应该用髓核钳取出，并保留用作植骨。在取出骨折块的过程中，注意不要损伤神经根。

此时，内固定便可完成。通常用骨盆重建钢板稳定。这时可能需要 3.5 mm 或 4.5 mm 的钢板。此器械具有较好的可塑性，能适合骨的外形且固定孔位正好与骶骨相匹配。

对于椎体内的横形或斜横形骨折，最好用至少两套螺钉固定在远侧和近侧。因为骶骨的骨质质量和螺钉固定点有限，不该试图应用器械复位以防止螺钉拔出。如果骨折的形态允许，可在 S_1 同时置入内侧螺钉和外侧螺钉，从而达到上位骨折块的最佳固定。

最近端螺钉于 S_1 上关节突的外侧缘置入，瞄准骶骨岬，以大约 30°内倾经过椎弓根入 S_1 椎体。下一枚螺钉，于 S_1 关节突的下缘，以 35°外倾入骶骨翼并平行骶骨终板。在余下的节段，最好是单枚或两枚螺钉从外侧穿越椎弓根，并平行于骶髂关节。

近端螺钉一般从 S_1 关节突内缘置入，常常以约 30°内倾，进入 S_1 椎体。下一枚螺钉从 S_1 关节突下缘下方置入，大约 35°外倾进入骶骨翼，并平行于骶髂关节面。近侧螺钉长度一般为 30 ～ 45 mm。S_2、S_3 和 S_4 的螺钉较短（最远端大约 20 mm）。轨迹为外倾 20°～ 35°。

如果骨折线倾斜并牵连到 L_5 ～ S_1 关节突关节，内固定的最近端结构必须上延至 L5 椎弓根。如果滑移少于椎体的 20 %，这种固定即已足够。但是，如果在 L_5 ～ S_1 水平的滑移达到或超过 50 %，则内固定结构需要上延更近端至 L_4，才能在脊柱远侧部上获得足够的把持力。

固定完成后，需重新检查椎管。骶神经压迫解除的评价方法是将神经根轻柔拉向内侧。如果任何骨性压迫存在，应该用刮匙或髓核钳去除。将骨块冲回原处的方法通常不奏效。

对侧也应该检查。如果复位不完全，减压还有可能，方法是切除椎管底面移位部分的残余骨质。减压了就不要不固定，因为骨折力线的偏移很容易导致压迫再发。

如果复位不完全，某些平移畸形仍然存在，但骨折处于稳定位上，可在椎管底部凿洞，去除任何可能压迫骶神经根腹侧面的骨块。

松质骨植骨对于完全限制在骶骨内的骨折并非必要，尽管将剩余的移植骨填塞在缺损处，但是对于那些穿越 $L_5 \sim S_1$ 关节突关节的患者，应该行标准的横突和骶骨翼植骨，最好用自体松质骨。将椎旁肌重新回置覆盖于骨折和器械之上非常重要。

术后，患者置于定制的全接触式矫形器，将一只大腿嵌入支具中。带好支具后，患者在可范围内逐渐恢复行走。支具通常全时佩戴 10 ～ 12 个月。

（三）四钉基的椎弓根钉和髂骨固定

四钉基的髂骨固定技术可用于孤立型斜形或垂直行骶骨骨折、伴有或不伴腰骶连接损伤。多种带顶端承载多轴椎弓根钉和髂骨栓钉的系统可用于稳定腰骶连接和骶髂关节。Isola 脊柱骨盆系统（MA）将传统的 Isola 设计与一种新的固定方式结合，简化了与骨盆的连接方式，特别适用于畸形、骶骨创伤和肿瘤。

1. 腰椎和骶椎椎弓根钉近侧锚定点的准备

用锥形开路器、椎弓根探、球形头探针和丝锥准备腰椎和骶椎椎弓根的进钉点。恰当安装腰椎和 S_1 的椎弓根钉。

2. 上下位髂骨钉的远端锚定点的准备

确认髂骨钉进钉点，弧形骨凿切除髂后上棘。切槽应与骶骨平齐，以防进入骶髂关节。此法还将髂骨钉的基点置于更前，改善髂骨的软组织覆盖。切面形成一个平坦、椭圆形的松质骨进钉点，供上位和下位髂骨钉的植入。

3. 下位髂骨钉

对侧手指尖置于坐骨切迹，Isola 髂骨开路探从卵圆形松质骨窗下部攻入，行于髂骨的两侧骨皮质板内，然后将标准 Isola 骶骨探向前插入，刚好位于坐骨切迹上。在前插 Isola 骶骨探时，术者应触摸髂骨外板。当达到所需深度时，可在留置探子下摄取前后位 X 射线检查。也可谨慎地使用透视机。球头探针插入骨性隧道内以确定其未穿入骨盆。

确定下位髂骨钉的规格。推荐使用大直径的长螺钉，例如 10 mm 的 Isola 闭合髂骨螺钉。试图用大直径螺钉把持双侧髂骨皮质，获得最大固定强度。螺钉平均长度是 70 mm，但有些患者可以用到 100 mm 螺钉。下位骶骨钉的钉道需攻丝，且该处需用闭合 Isola 髂骨螺钉。下面是一些关键点：

第一，髂骨钉应尽量与脊柱冠状面垂直。

第二，下位螺钉不应该按传统的 Galveston 位的角度置入。

第三，螺钉位置对于器械装配很重要。

第四，螺钉轻微内聚是理想的，因为这样有利于预弯棒穿过螺钉头。

第五，螺钉开口应呈头尾朝向。

4. 上位髂骨钉

第二枚髂骨钉的植入位置位于卵圆形松质骨窗的上端。Isola 髂骨开路探自卵圆形松质骨窗上端攻入，呈轻度头倾位。然后插入标准的 Isola 髂骨探，扩大髂骨内钉道。术者触摸髂骨上方外侧，帮助引导探子置放。攻入的深度推荐为 45 ～ 55 mm。上位髂骨螺钉钉道也需攻丝，且该处需用闭合 Isola 髂骨螺钉。螺钉开口应呈头尾朝向，攻入的深度推荐为 45 ～ 55 mm。大部分患者可用 10 mm 螺钉；然而，7.75 mm 螺钉也可使用。螺钉呈轻度头倾位置入，不要（像下位螺钉那样）与切面垂直。

5. 远侧锚定棒的测量和试装

远端锚定位的准备操作在骨盆对侧重复使用。量棒、切取、折弯，暂时安装在闭合螺钉的开口内，检查是否合适。然后取出棒，加入带棒连接器，再装配在闭合螺钉上，应确认棒可以无阻碍地通过螺钉。

6. 近端和远端铆点的连接

近端和远端铆点用 6.35 mm 带棒连接器和标准 Isola 开槽连接器连接。这样能产生独立的近端和远端基点，据此操控骶骨和髂骨，实现矫形。在矫形操作时，椎弓根钉上的所有螺母都暂时拧紧，为器械结构提供稳定性。需要 4 枚带棒连接器将腰椎、骶骨和髂骨的铆定位彼此连接起来。第一对带棒连接器（由头向尾），按髂骨至骶骨再向上到腰椎区的走向，用于矫正移位的髂骨和骶骨。第二对带棒连接器（由内向外），横跨骶骨，用于复位骨折。

7. 近侧基点的操作和矫正骶骨和髂骨移位

L_5 和 S_1 间撑开，移位的骶骨和髂骨被拉回到本来的解剖序列上。锁定锁钉。

8. 远侧基点的操作和骨折复位

横向带棒连接器和并排双棒连接器间加压，骨折复位。锁定锁钉。

9. 最终紧固

槽式或带棒连接器上，和闭合螺钉上的锁钉紧固至 6.78 Nm，然后用六角形螺母最终紧固椎弓根钉至 11.3 Nm。在合适的水平上横连杆。

生物力学研究显示，在 S_1 螺钉远侧增加第二个固定点，可以有效地降低 S_1 螺钉的应力。髂骨固定比第二个骶骨固定点更有效，但并不是所有临床情况都有必要。连接独立近侧和远侧基点的技术，由腰椎和骶椎弓根钉和髂骨钉等组成，有利于骨盆稳定和平衡恢复所需的复位操作，促进坚强融合。

第三节　脊柱骨盆固定技术

所有脊柱损伤中涉及腰骶连接的低于 2 %。腰骶损伤包括爆裂性骨折、创伤性腰骶滑脱和腰椎骨盆脱位。这些损伤在成人和儿童中的治疗方法是不同的。对于儿童，大部分可闭合复位和石膏或支具制动，然而对于成人则需要脊柱骨盆固定。

腰骶连接损伤是巨大外力和能量分散的结果，通常由过度屈曲合并旋转造成。在这些外伤中，骶骨岬小关节骨折经常与神经功能不全同时发生。脊柱骨盆损伤常伴有胸部、腹部、骨盆和颅骨损伤。首要任务是诊断和处理威胁生命的急症。初始高质量前后位和侧位腰骶连接 X 射线片能显示脊柱的损伤。如果初始 X 射线片没有仔细研究，这些损伤就可能漏诊。在患者病情稳定后，更先进的影像检查，如 CT 和 MRI 等，经常被应用于识别和定性腰骶连接外伤。

将腰椎固定到骨盆上富于挑战性。在脊柱骨性损伤中，对腰骶移位的了解最少。人类的腰骶关节具有某种特殊的特征：出现结构性前凸和一定的屈曲及后伸活动度。在髋关节的协同下，这个关节允许人体维持躯干的垂直姿势，但又提供柔软性自主地改变水平姿势。

一、下腰椎爆裂骨折

腰椎不稳定骨折和骨折脱位的治疗仍有争议。爆裂骨折的概念由霍尔兹沃思（Holdsworth）在 1970 年首先提出，是想代表一种前后方韧带复合体未损的稳定损伤。1983 年，Denis 指出这种损伤发生在胸腰连接时是不稳定的，并提出脊柱稳定的三柱理论。骨折分为压缩、爆裂、Chance（查恩斯）及骨折脱位 4 种类型。后来 AO 分类系统将骨折分成压缩、牵张和骨折 – 脱位等。从压缩到骨折 – 脱位，多种亚型标识损伤逐渐增高的严重性。虽然 Denis 和 AO 分类提出有用的描述性术语，但它们还是不能将最佳的临床治疗对应于特定的骨折类型。麦考马克（McCormack）等设计出载荷分担分类，用三个不同的参数描述骨折椎体：椎体粉碎程度、骨折块间的相当位置及后凸畸形的矫正量。虽然有多种骨折分类，但临床应用的综合分类系统仍然难以记忆。

下腰椎骨折占所有脊柱骨折的不足 4%。这些罕见的损伤具有独特的生物力学和解剖特点，不能与较常见、发生于胸腰段的骨折混为一谈。

过去对 L_5 爆裂骨折的治疗主要是卧床休息和后续的支具固定。1988 年，莱文（Leeuwen）和爱德华兹（Edwards）报道后路节段性脊柱固定治疗 L_4 和 L_5 爆裂骨折的短期手术经验。他们发现椎体高度恢复非常令人满意，前凸得到改善，所有随访超过 6 个月的患者都融合成功。

经过腰骶水平的某些爆裂骨折可以保守治疗，手术治疗的基本指征是伤及前后组分且导致不稳的损伤，伴或神经功能不全。另外，胸腰连接在矢状面畸形为 30° 及以上时，需要固定和融合以获得和维持腰骶前凸。

下腰椎爆裂骨折可以后路手术，对任何类型的神经卡压进行减压及应用器械型后外侧关节融合。即使是硬膜囊前方受压，在下腰脊柱可以通过马尾周围的操作完成椎管减压。对于后路器械，椎弓根钉和棒结构因非常坚强而多应用，需要稳定的节段数也比钩的使用少。多数病例中第五腰椎骨折可通过 $L_4 \sim S_1$ 融合来稳定。而在 L_4 骨折，一般从 L_3 到 L_5 的固定融合就足够。偶尔，在出现严重的骨韧带断裂，固定范围可延长，下至骶骨，上达 L_2。此外，L_4 或 L_5 骨折伴有严重骨质疏松的患者可能需要髂骨螺钉固定。An 等报道 20 例下腰椎爆裂骨折，7 例保守治疗，13 例后路手术治疗。保守治疗平均随访 56.2 个月，手术治疗平均随访 39 个月。研究者发现手术组内没有复位明显丢失和晚期神经损伤的证据。

他们报道保守治疗组，平均随访后凸 9.2°、椎体高度丢失 31 ％，而手术组则分别为 1°和 19 ％。他们的结论是保守治疗对神经无损的患者是可取的，并推荐用椎弓根器械的短节段固定而非用撑开器械的长节段融合，因为长节段融合的患者更多出现伤残性背痛。本泽尔（Benzel）及鲍尔（Ball）提出用 S_2 神经孔钩代替骶骨螺钉或髂骨钉的后路减压融合技术治疗需要融合到骨盆的下腰椎骨折。他们报道 6 例全部获得骨性融合。西博尔德（Seybold）等报道一组 22 例下腰椎爆裂骨折行手术治疗的患者，后路短节段经椎弓根器械在维持椎体高度和防止后凸塌陷方面与前路器械加椎体切除的一致。他们还证明后路手术一般比前路手术快且技术要求低，尤其在下位腰椎。

如下情况可行前路手术：L_5 椎体粉碎严重、单纯后路稳定不能提供足够的稳定，或者需要前路神经减压等。前路减压或融合可以通过前路经腹或腹膜外进行。前柱稳定的恢复常常是从 L_4 到骶骨的结构骨折块 / 融合器获得。在这个区域植入前路器械比较困难，因为大血管就在附近，并且用横跨腰骶连接的前方板状结构很难获得可靠的固定。

二、创伤性滑脱

Watson-Jones 第一个描述腰骶脱位，并将其归咎于过伸机制。多数学者认为过屈和压缩共同作用是导致双侧 $L_5 \sim S_1$ 脱位的最常见机制。Roaf（罗夫）实验研究表明，必须是过伸伴垂直加载和旋转共同作用才能产生这种损伤。单独过伸既不能造成纯粹腰椎脱位，又不能产生腰椎骨折 – 脱位。

赫伦（Herron）和威廉（Williams）认为腰椎横突骨折时应怀疑创伤性腰骶脱位。另外，患者会阴撕裂必须行腰骶椎 X 射线检查以排除 $L_5 \sim S_1$ 脱位的发生。

腰椎前后位和侧位 X 射线片上有许多线索可导致腰骶损伤的诊断。前后位像可见椎旁软组织线增宽、多发横突骨折、椎弓根间距加大、棘突旋转畸形等。侧位像需要仔细检查是否发生脊柱椎板线的断裂、L_5 相对于 S_1 向前或向后半脱位、腰椎前凸过大、棘突间距增宽等。通过辨别关节间部的明显缺损可以准确地鉴别原有的峡部不连性滑脱和腰骶骨折脱位。与退行性滑脱的鉴别在某种程度上更为困难。所有报道的急性腰骶骨折脱位病例显示在 $L_5 \sim S_1$ 连接发生至少 20 ％的半脱位，而退变性滑脱一般只有很小的移位。

Newell 报道应用支具成功治疗未复位的腰骶椎脱位。最近 Veras del Monte 和

Bago 报道一例非手术治疗的患者 10 年随访。研究者报道在 10 年随访时，患者仅有轻微疼痛，并且维持了正常的腰椎活动。

大多数学者认为腰骶椎脱位是三柱损伤，可导致高度不稳，闭合复位难以成功，往往需要长期牵引。手术治疗基本采取后路。Vialle 和 Court 报告 4 例腰骶椎脱位，所有病例均采用后路和经椎弓根内固定。其中 1 例，后路结构附加经腹膜外前路应用椎间融合器的融合。两例患者从 L_5 到 S_1 融合，而另外两例融合从 L_4 到 S_1。长期随访后，4 例中的 3 例无症状。1 例需要前路融合的患者偶尔有腰骶关节的疼痛。值得注意的是，所有这些患者在整个病程中神经功能无损。Cruz–Conde 报道 1 例 42 岁因车祸致 $L_5 \sim S_1$ 前脱位的男性患者。行后路开放复位，L_4 到 S_1 内固定融合数。5 年随访获得完全融合，患者无临床症状。

脱位时可以部分切除小关节以方便复位。然而，无损关节突关节作为一道屏障可以抵抗可能导致畸形的变形力。无神经体征一般不予减压性椎板切除术，因为可能导致更加不稳。创伤性滑脱的前路手术主要用于不宜后路手术的患者。在两例报道的前路固定中，两个患者都有开放性后路腰骶椎损伤。污染的伤口禁止初始后路手术和固定。在两例手术中，前路固定都在后来辅以后路融合和器械固定。在 Carlson 等提供的报告中，前路固定与 $L_5 \sim S_1$ 经腓骨栓固定联合应用。后来发生腓骨骨折，复位丢失和神经功能恶化。之后，给予后路融合、椎弓根钉固定、骶骨内棒、并取髂骨植骨融合等用于稳定。

参考文献

[1]叶启彬，匡正达，陈扬．脊柱外科新进展[M]．北京：中国协和医科大学出版社，2019.

[2]张西峰，薛超．微创脊柱外科病例荟萃[M]．北京：科学技术文献出版社，2019.

[3]宋洁富，谢文伟，曾凡伟．现代脊柱外科技术与临床应用[M]．北京：科学技术文献出版社，2019.

[4]李增春，陈峥嵘，严力生．现代骨科学[M]．北京：科学出版社，2014.

[5]叶启彬，匡正达，陈扬．脊柱外科新进展[M]．北京：中国协和医科大学出版社，2019.

[6]王成才，卢旭华，张继东．现代脊柱外科学[M]．上海：上海世界图书出版公司，2017.

[7]刘爱国．实用脊柱外科诊疗技术[M]．天津：天津科学技术出版社，2018.

[8]祝建光，李立钧．经椎间孔入路脊柱内镜技术的技巧与策略[M]．上海：上海交通大学出版社，2016.

[9]国家卫生计生委人才交流服务中心．脊柱内镜诊疗技术[M]．北京：人民卫生出版社，2016.

[10]（美）亚历山大·范凯罗（Alexander R. Vaccaro），（美）托德·阿尔伯特（Todd J. Albert）主编．脊柱外科手术技巧[M]．沈阳：辽宁科学技术出版社，2019.

[11]刘爱国．实用脊柱外科诊疗技术[M]．天津：天津科学技术出版社，2018.

[12]沈哲，赵亮. 微创脊柱外科手术技巧[M]. 北京：科学技术文献出版社，2018.

[13]姜志强，段平国，贺海怿. 实用脊柱外科手术决策与技巧[M]. 北京：科学技术文献出版社，2018.

[14]李京才. 临床脊柱外科治疗学[M]. 长春：吉林科学技术出版社，2017.

[15]罗春山，丁宇，翟明玉. 脊柱疾病基础与手术外科治疗[M]. 上海：上海交通大学出版社，2017.

[16]李克功. 脊柱外科微创技术精要[M]. 北京：科学技术文献出版社，2017.

[17]陈焕朝，闫玉虎. 结直肠癌的治疗与康复[M]. 武汉：湖北科学技术出版社，2016.